プラセボ学

プラセボから見えてくる治療の本質

大分大学名誉教授

中野重行

ライフサイエンス出版

プロローグ

　私は，心身医学を専攻し，臨床薬理学を専門領域とする医師
として，この半世紀余りを生きてきました。心身医学では，心
と身体の関連性を研究するとともに，臨床場面では，心と身体
の両面から患者へアプローチします。心身症患者は，身体的な
治療だけでは症状が改善しにくいことも多く，心の面からの働
きかけが重要になってくるのです。一方，臨床薬理学の柱の一
つである臨床薬効評価の場では，薬の有効性を評価する際に，
対照群としてプラセボ投与群を設定することが，しばしば必要
になってきます。

　したがって，若いころから，プラセボという物質の存在とプ
ラセボ反応（または，プラセボ効果）という現象には，深い関心
を抱いてきました。そのため，プラセボ反応に関与する要因を
明らかにするために，短期間の自覚症状・生理指標・行動面の
変化を指標にした実験心理学的研究や臨床精神薬理学的研究
を，いくつか行った経験があります。また，より長期間にわたる
臨床での薬物治療効果を評価する場では，幅広い疾患と治療
薬の臨床試験で，プラセボ投与群のデータを集積してきました。

　いろいろな医学会で，プラセボをめぐる諸問題をテーマにし
たシンポジウムやワークショップを担当する機会を，何度も経
験しました。プラセボに関するテーマで，特別講演や教育講
演を行う機会もありました。また，医学生や薬学生を対象にし
た教育の場や，臨床研究コーディネーター（Clinical Research
Coordinator: CRC）を対象にした研修会の場では，プラセボ
関連の話題はカリキュラム上重要な位置を占めています。

　本書は，このような経験を有する一人の医師が，「プラセボ反

応」をめぐる諸問題をどのように考えてきたか，その考えをまとめたものです。「薬理と治療」誌上に，2013年から7年間にわたって，12回連載した「シリーズ：プラセボについて考える」が骨格となっています。さらに，書籍化するにあたっては，補遺として「プラセボの説明のしかた：ランダム化比較試験で対照群にプラセボを使用する際の患者への説明」を加えました。

まず，第1章では，種々の疾患（内科領域の心身症，過敏性腸症候群，片頭痛，外傷性疾患，糖尿病など）について，その治療薬を二重盲検ランダム化比較試験（RCT）で評価する際に，対照群として設定したプラセボ投与群の改善率の実態はどのようになっているのか，を明らかにします。

次いで，第2章では，プラセボ投与時に見られる有害事象または副作用の実態はどのようになっているかを紹介します。第1章と第2章は，いずれも，治験の段階にある臨床試験に参加した多数の被験者から得られた集団のデータをもとにして考えます。

第3章では，プラセボ反応として臨床試験の場で観測されているものをどのように理解すればよいのか，について考えます。ここでは，試験デザインを工夫すれば，理論的には分離して測定できることを根拠にして，薬物投与群の改善率，プラセボ投与群の改善率，薬物もプラセボも使用しない自然経過観察群の改善率を想定して，薬物投与群とプラセボ投与群の改善率を構造的に理解することを試みます。なお，ここでの改善率には悪化率も含んでいます。

薬物投与に起因する改善率を「D」（薬物 Drug による改善率），プラセボ投与に起因する改善率を「P」（プラセボ Placebo による改善率），自然経過観察群の改善率を「N」（生体の有する自然治癒力を主体とする自然変動 Natural fluctuation）と表記するとき，薬物投与群の改善率は「D＋P＋N」，プラセボ

投与群の改善率は「P＋N」（または，N＋P）と表すことがで
きます。

　つまり，プラセボ投与群の改善率（P＋N）は，プラセボに
よる効果（P）が自然治癒力を主体とする自然変動（N）の上に
乗っかって現れます。薬物投与群の改善率（D＋P＋N）は，
プラセボ投与群の改善率（P＋N）の上に薬物による改善率（D）
が乗っかって現れていることになります。プラセボ投与群および
薬物投与群の改善率を，このような構造的理解にもとづいて考
えを進めていくことが，本書の柱の一つとなっています。

　第4章では，医薬品の臨床試験の世界でプラセボがどのよう
にして誕生したのかについて，歴史をひもといて紹介します。さ
らに，医薬品の有効性を科学的に評価する際に，なぜ，プラ
セボ対照群が必要になるのか，その論理について解説します。

　第5章では，プラセボ反応に関与する要因について，主とし
て私たちのグループで実施した研究データにもとづいて考えま
す。取り上げる要因としては，性格特性，期待度，信頼関係，
薬剤に関する説明のしかたなどです。

　第6章では，対照群にプラセボを使用した臨床試験を組む
際に考慮すべき要因について取り上げ，基本的な考え方につい
て解説します。

　第7章では，プラセボ対照群が必要になる臨床試験を実施す
る際に，どのような工夫が可能なのか，さらには，どのような
留意点が重要になるのかについて考えます。

　第8章では，プラセボ対照二重盲検比較試験を実施する際
に，盲検性をどのように確保するのか，プラセボを作成する際
の留意点などについて触れます。

　第9章では，プラセボを使用することが必要となった際に，

私たちの心の中に生ずる永遠のテーマとも言える「倫理的ジレンマ」を取り上げます。さらに、この「倫理的ジレンマ」を乗り越えるための試みについて考えます。

第10章では、プラセボ反応を構造的に理解する考え方が、治療医学のなかでどのような意義を有するのかを考えます。生体側の自然治癒力を高めてプラセボ投与時の改善率を高める（つまり「N＋P」を高める）と、薬物の使用量が減るか、薬物が不要になる可能性があるという、患者にとっての恩恵が得られることについて解説します。

第11章と第12章では、薬物治療の効果を高めるためのストラテジーについて考えてみます。プラセボ投与時の改善率を高めると、患者に恩恵が生まれることを示し、ライフスタイルを改善することにより、患者や健康人の「自然治癒力」を高める種々の方法について考えます。なかでも特に、食事、身体活動、心の持ち方などに焦点を当てます。

この最後の二つの章では、臨床試験に被験者として参加した患者集団から得られたプラセボの構造的理解を、個人の自然治癒力を高めるために応用して、考察をすすめていきます。臨床試験により裏づけられた要因だけでなく、まだ臨床試験などによって評価はされていなくても、可能性のある有望な方法を紹介します。

最後に補遺として、患者へのプラセボの説明に苦慮している医療者が多いという現状を受けて、プラセボの説明のしかたについて考えます。

プラセボ反応は、面白おかしく語られたり、場合によっては、邪魔もの扱いされたりすることさえあります。プラセボ反応が、

なかなか科学の土俵に上がらなかったのは，プラセボ反応が多くの要因により規定されているためであり，生命現象としての「自然治癒力」と密接に関連しているからだと考えられます。

しかし，プラセボ投与群と薬物投与群の改善率を，構造的に理解すると見えてくるものがあります。それは，「治療医学の本質」です。「治療は，生体の有する自然治癒力を前提にして成り立っている」ということです。プラセボ反応として私たちが捉えているものは，生体の有する「自然治癒力」を介して働いている現象であり，その意味では生命現象そのものの特徴だということもできると思います。

プラセボ投与時の改善率（P＋N）を高めることに目を向けると，医療の効率化に資することができるように思います。医療費の節減にも貢献できると思います。また，健康な方にとっては，健康の維持や，健康寿命を延ばすことにも役立つように思うのです。

本書が，これからのプラセボに関する研究の進歩に，さらには治療医学の進歩に，少しでも役立つところがあればと願っています。プラセボに関する研究の発展を願うという意味を込めて，本書のタイトルを，あえて『プラセボ学』とさせていただきました。また，英語の "placebology" という言葉を表紙の背景に入れました。

最後になりましたが，本書の作成にあたり多大のご尽力をいただいたライフサイエンス出版株式会社代表取締役の須永光美氏と編集部の米川彰一氏に，心からの謝意を表します。

令和2年新春

自然に恵まれた豊の国 大分にて

中野 重行

目　次

ブックデザイン：紅谷一雄

プラセボ投与時に見られる改善率
―二重盲検ランダム化比較試験(RCT)のプラセボ対照群に焦点を当てて―

1. 治験を含む臨床試験でプラセボ投与群の改善率はどの程度認められるのか：二重盲検ランダム化比較試験（RCT）の結果から

プラセボ投与時の改善率（米国）

　まずはプラセボ投与群の改善率がどの程度見られるものなのか，実際の治験を含む臨床試験の成績を見てみましょう。

　歴史的に有名なプラセボ投与群の改善率に関する論文としては，1955年に米国医師会雑誌（JAMA）に発表された Beecher の "The powerful placebo" があります[1]。そのまとめの表を示します（**表1**）。術後疼痛，咳，狭心症の痛み，頭痛，乗物酔い，不安緊張，感冒などの症状に対して，生理的食塩水（生食）や乳糖などのプラセボ投与時の改善率を示したものですが，21〜58％に分布しており，平均すると35％にもなることを報告したものです。当時，一般に考えられていた値よりはるかに高いことから，論文のタイトルを「強力なプラセボ」とした理由だと考えられます。またここで取り上げられている症状は，不安・緊張と疼痛に関連したものが主体となっています。

　一般に，不安・緊張と疼痛に関連した症状ないしは病態は，プラセボに反応しやすいと考えられています。この論文は，いろいろなところでよく引用されており，私も何度も引用したことがありますが，注意しておかなければならないのは，プラセボ投与群に認められた改善率を示しているのですが，この改善率は「強力なプラセボ」，つまり「プラセボを投与したために生じた改善」であると，私たちは短絡的に考えてしまいがちであるという事実です。ここにあがっている症状そのものは，自然

表1　プラセボ投与時の改善率（Beecher, 1955）

| 症　状 | 研究者名 | Placebo | | 患者数 | 改善率（%） |
		物　質	投与経路		
術後疼痛	Keats & Beecher	生食	I V	118	21
	Beecher	生食	S C	29	31
	Keats	生食	I V	34	26
	Beecher	乳糖	P O	172	33
	Lasagna	生食	S C	100	39
咳	Gravenstein	乳糖	P O	44	40
狭心症の痛み	Evans	重炭酸ナトリウム	P O		38
	Travel	"Placebo"	P O	19	26
	Greiner	乳糖	P O	27	38
頭痛	Jellinek	乳糖	P O	199	52
乗物酔い	Gay	乳糖	P O	33	58
不安・緊張	Wolf	乳糖	P O	31	30
感冒	Diehl	乳糖	P O	158	35
				平均	35%

経過でも同じくらいの改善率でよくなったかもしれないのです。この点についての考え方は，本書のなかで取り上げたいと思います。

新GCP以前のプラセボ投与群の改善率（国内）

　次に，私が新GCP以前（1997年以前）に，治験担当医師またはコントローラー注として関与した各種疾患における二重盲検比較試験として実施された治験成績のなかから，対照群として設定されたプラセボ投与

注：コントローラーは，治験の実施に際して，治験薬の割付や結果の統計解析を行い，ときには治験計画の立案のアドバイスを行ったりする役割をしており，治験依頼者と治験担当医師との間に入って，できるだけ中立的な立場で治験の円滑な実施と信頼性の確保を支援する役割を果たしていました。欧米にはないため「日本的風景」とも言われていました。コントローラーの役割は，新GCP以降は，割付責任者，統計解析責任者，治験依頼者側の医学専門家などに分割されました。

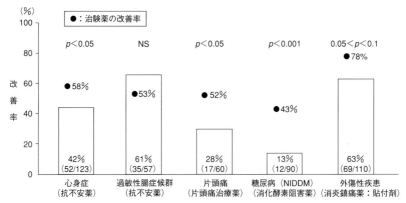

図1 各種疾患における治験（新 GCP（1997 年）以前に実施）におけるプラセボ投与群の改善率（1）：私がコントローラーを務めた治験から抜粋

群の改善率の代表的なものを抽出してみましょう。これを棒グラフにして図示すると**図1**のようになります。

　プラセボ投与群の改善率は、インスリン非依存型糖尿病（NIDDM）でも 13％認められ、外傷性疾患では 63％にまで達しており、幅広い範囲の値を示していることが認められます。外傷性疾患を対象にした治験では、外傷に伴う痛みや炎症症状に対する消炎鎮痛薬の貼付剤が使用されましたが、元来生体の有する自然治癒経過のなかで、その改善の早さを治験薬が競っていたことになります。心身症、過敏性腸症候群、片頭痛などの心理的影響が強く認められると一般に考えられている疾患のプラセボ投与群の改善率は、それぞれ、42％、61％、28％でした。NIDDM に認められたプラセボ投与群の改善率 13％は、HbA1c を評価指標にした治験であったことから考えると、医療機関を定期的に受診するようになると、食事や運動といった生活習慣によりある程度の改善効果がもたらされたものと考えられます。

　同様に、新 GCP 以前に、私が主としてコントローラーとして参加した二重盲検比較試験で実施された治験成績から、プラセボ投与群の改善

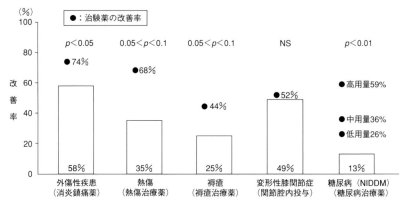

図2 各種疾患における治験（新 GCP（1997 年）以前に実施）におけるプラセボ投与群の改善率（2）：私がコントローラーを務めた治験から抜粋

率について抜粋してまとめたものが**図2**です。この図からも，外傷性疾患を対象にした消炎鎮痛薬の治験ではプラセボ投与群の改善率は58％，熱傷を対象にした治験では35％，変形性関節症の関節腔内へのプラセボの注入では，改善率は49％にも達しています（**図2**）。

新 GCP 以降のプラセボ投与群の改善率（国内）

　新 GCP 以降（1998 年以降）に実施された糖尿病治療薬，片頭痛治療薬，脳循環代謝改善薬に関する治験ないしは製造販売後臨床試験で，対照群となったプラセボ投与群の改善率はどのようになっているでしょうか（**図3**）。この**図3**からも明らかなように，プラセボ投与群の改善率は，かなり高い値を示していることが認められます。

　近年，抗うつ薬の治験でもプラセボ対照群との比較試験が求められるようになってきました[2]。米国FDA に申請のあった新規抗うつ薬の治験で使用されたプラセボ対照群の改善率は平均すると 42％にも達しています。つまり，治験の対象に選ばれているうつ病の患者層では，プラセボ投与でもかなりの者が改善することがわかります。近年の傾向とし

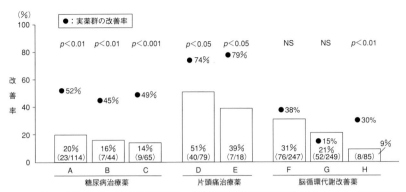

図3　糖尿病治療薬，片頭痛治療薬，脳循環代謝改善薬の治験ないしは製造販売
　　　後臨床試験におけるプラセボ投与時の改善率（新 GCP（1998 年）以降）

て，比較的軽症のうつ病が治療の対象になっていること，したがって，抗うつ薬の改善率が統計学的に有意にプラセボ投与群に優り，抗うつ薬としての薬効が証明されるのは，うつ病の程度がより重症の病態であることもわかっています。抗うつ薬の場合には，休息などによる自然治癒傾向の影響が「真のプラセボ効果」（プラセボを投与したことに起因して生じた改善）よりも大きいことが推測されます。

　このようにプラセボ投与群の改善率をまとめてみると，かなり高い値が並んでいることが示されているように思います。ただ，ここで注意する必要があるのは，プラセボ投与群の改善率をどのような方法で測定したかです。疾患の特性によっても当然のことながらプラセボ投与群の改善率の値は変わってきますが，評価指標に何を選択したか，評価期間をどのくらいに設定したか，など種々の要因によってプラセボ投与群の改善率の値は変わりうるので，ここでは，改善率がかなり高い値で認められるという点に焦点を当てるに止めておきたいと思います。

2. プラセボに関する用語と定義

　プラセボは，ラテン語の「I shall please（私は満足するだろう）」に由来する"placebo"のローマ字読みです。英語発音に近い「プラシーボ」という表記もあります。プラセボの原語の意味は「患者を満足させるか，心理的効果を期待して与えられる活性を有しない物質」，あるいは「苦痛を和らげるか，満足させる，喜ばせる，のに役立つもの」です。

　実際にプラセボとしては，薬理学的に活性がないかほとんど無視できるものが使用されています。薬物ではないので薬効はないのですが，「暗示効果をねらって与えられる薬剤の形をした物質」という表現が使われることもあります。治験では「被験薬の成分を含まない錠剤(カプセル，注射液)」という表現の方が，適切なように思います。

　また，臨床試験で使用される際には被験薬と外見上区別がつかないことが重要となります。被験者となる患者にとっても，治験担当医師にとっても，両者をはっきりと区別できないことが，ランダム化二重盲検比較試験では必須条件になるからです。

　なお，偽薬（偽はだますの意）という日本語訳は，placeboの本来の意味が誤解されやすいので避けたいと思います。なぜかというと，「偽薬」は「にせぐすり」の意であるからです。プラセボは実際には「にせぐすり」ではなく，「薬もどき」です。そこで，同じ「ギャク」という発音の日本語への訳語を採用して，「擬薬」にしておけば，まだ罪は軽かったように思います[3,4]。

2 プラセボ投与時に見られる有害事象 または副作用

―二重盲検ランダム化比較試験(RCT)のプラセボ対照群に 焦点を当てて―

　医療を受診する多くの患者の病状や症状は，改善することもあります が，もちろん悪化することもあります。あるいは，有害事象や副作用と 考えられるものが出現することもあります。プラセボ投与時についても 同様です。本章では，そのようなプラセボ投与時に見られる有害事象や 副作用について，取り上げてみたいと思います。

　ここでとくに注意しておきたいことがあります。それは，疾患や病態 にもよりますが，多くの疾患の場合，プラセボ投与時に改善する方が， 悪化するよりもはるかに多いということです。患者の診療をされていな い方のなかには，もしかすると，このことを不思議に思う方がおられる かもしれません。つまり，改善する確率と悪化する確率は，同じように 現れるのではないかと，疑うことなく思っておられる方です。

　しかし，事実はそうではないのです。多くの疾患が時間とともにたど る経過は，単に振動している物理現象のように，改善と悪化の両方に同 じだけ振れるものではないのです。これは医療の場で生命現象を取り扱 う際の際立った特徴と言ってもいいと思います。生体には「自然治癒力」 つまり「自己修復機能」が備わっています。だからこそ，私たち人間を 含む生物はしなやかに生きていけるのです。このことは，感冒にかかっ た際や，外傷を受けた際の症状の経過を想像してみるだけでもわかるこ とではないでしょうか。

　世の中には「例外のない法則はない」という金言があります。上に記 したパラグラフの内容についても，もちろん例外があります。進行性で あることがはっきりしている疾患がこれにあたります。たとえば，進行

性の神経疾患や，ある程度まで進行したがんなどがこれにあたります。しかし，プラセボ投与時に病状や症状の悪化が見られるのは，一般には例外的な場合なのです。

　プラセボ投与時に病状や症状の悪化が見られることが一般的なのであれば，ランダム化比較試験（RCT）の対照群としてプラセボを使用する試験デザインを普通は採用しません。このような場合に，プラセボ対照群を設定する必要が生じれば，それに伴うリスクへの対策を組み込んだ試験デザインが必要になります。このプラセボ投与に伴うリスクを最小限に抑えるための対策を組み込んだ試験デザインについては，生命現象の特徴といえる「自然治癒力」の問題とともに，第7章で触れることにします。

1. 「有害事象」「副作用」「薬物有害反応」という用語について

　本章のタイトルを「プラセボ投与時に見られる有害事象または副作用」としましたので，まず，「有害事象」と「副作用」という用語について触れておきます。

　「有害事象」（adverse event：AE）とは，「治療や処置に際して見られるあらゆる好ましくない，あるいは意図しない徴候（臨床検査値の異常を含む），症状または疾患のことであり，当該薬物との因果関係の有無は問わないもの」を指します。一方，「副作用」（side effect）は，「有害事象のうち因果関係が想定されるか否定できないもの」を指します。

有害事象と副作用の関係

　わが国に「有害事象」という新しい概念が登場したのは，医薬品の安全性を確保するため，つまり重大な副作用が発生することを未然に防ぐためでした。副作用を未然に防ぐためには安全性情報を集める必要があります。そのためには，まず，医薬品を使用中の患者を診ている医師，

つまり情報源となる臨床の現場にいる医師が副作用の可能性に気づいて，その情報を報告する必要があります。実際の臨床の場で個々の医師にとって，人体に現れた好ましくない症状が，薬物に起因するものであるのか否かを個々の患者で判断することは，至難の業でありしばしば不可能です。

　もし臨床の場にいる個々の医師の判断に基づいて，因果関係が証明できるかできないかで線引きをして，「因果関係が証明できるものだけを副作用とする」とすれば，医師が見落とす症状や所見が生じて，報告されないものが増えることになります。医師からの報告がなければ，情報が遮断されたまま，副作用を引き起こしている可能性がある薬物への対処も調査もできないということになります。その結果，重大な副作用のある治験薬や医薬品が長期間放置されたままになり，多くの被害者が生まれるという事態が起こりかねないことになります。

　このような事態を防ぐために，報告する段階では，因果関係の証明を必要としないとする概念である「有害事象」が用いられるようになったのです。1997 年の新 GCP の時代以降の治験では，欧米と共通したこのような基準に基づいた取り扱いになっています。つまり，当該薬物との因果関係に関する判断を一時保留したまま，「有害事象」として記録・報告しておくことにより，類似症例が集積した後に当該薬物に起因する副作用であるかどうかの判断ができるようにすることを目指した対応のしかたです。したがって，有害事象と副作用の関係は，**図 1** のようになります。

主作用，副作用と薬物有害反応

　臨床薬理学の領域では，古くから，薬物の作用を「主作用」（main effect）と「副作用」（side effect）に分類してきました。「主作用」はその薬物の治療目的に合致した薬理作用を指し，それ以外の治療目的に合致しない薬理作用を「副作用」と分類します。たとえば，副交感神経遮

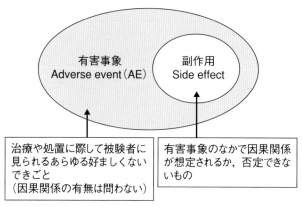

図1　有害事象と副作用の関係

断薬の主作用として腹痛の改善を取り上げると，同時に出現した口渇や便秘は副作用になります。抗不安薬に起因する眠気は，昼間は副作用ですが，夜間寝る前の時間帯であれば副作用にはなりません。

　したがって，同じ薬物の同じ薬理作用であっても，使用する患者の病態によって，あるいはそのとき患者が何を必要としているかという状況に応じて，「主作用」になったり，「副作用」になったりすることがあります。また，「副作用」は不必要な作用，または好ましくない作用ではあっても，必ずしも「有害な」作用を指している言葉ではありません。

　臨床薬理学の教科書では，薬物に起因する患者にとって好ましくない反応を「薬物有害反応」（adverse drug reaction：ADR）として記載しています。薬物有害反応のなかには，①主作用が強く出すぎた場合（たとえば降圧薬が効きすぎて低血圧症状が出た場合など），②副作用（上記の副交感神経遮断薬のような，目的としない症状が出た場合など），③アレルギー反応が出た場合，が含まれています。

　しかし，医療行政においては，薬機法等の条文に「副作用」という用語が用いられているため，「薬物有害反応」が「副作用」として取り扱われています。また，治験の段階で「有害事象」として報告されたものが，

新薬の添付文書では「副作用」として記載されるという，用語の使い方に関する混乱が見られています。この点については，今後，わかりやすく，かつ合理的に整理する必要があると思います。

Adverse event の日本語訳

　Adverse event（AE）が「有害事象」と日本語訳されていることについて，ひと言触れておきたいと思います。前述したとおり，好ましくない事象を指しているのであって，決して「有害な事象」だけを指しているわけではないので，日本語訳として好ましくないのではないかと以前から思っていました。そこで「『有害事象』という日本語訳が"有害"なのだ！」と発言したりしております。

　初めて「有害事象」という日本語訳が出てきたときの違和感を，今でも思い出します。ひと昔前のある臨床薬効評価に関する研究会での光景です。私だけでなく，多くの参加者が一様に「Adverse event を『有害事象』と日本語訳するの？」と，違和感の声を上げたのを覚えています。その頃海外で報告されていた adverse event から受けていた印象とのギャップが大きかったのだと思います。

　しかし，そのほかにもっとよさそうで簡潔な日本語訳が見つからなかったためか，いつの間にか「有害事象」という言葉が普及し定着してしまいました。慣れというものは怖いもので，その後，創薬育薬医療の領域で働く者にとっては，とくに不自然さを感じることもなく，日常的に使うようになっています。

　言葉は記号ですので，「有害事象」という言葉が表わしている内容を，その業界内で働く者の共通の了解事項にしてしまえば，とくに違和感を感ずることなく使えるようになるということなのでしょう。しかし，その業界の外にいる人達にとっては，誤解を招きやすく，正しい理解のために余分なエネルギーを使うことになるので，言葉はできるだけ「名は体を表わす」といった表現にしたほうがよいと思います。一度広がって

しまった用語の修正は至難の業です。

　Adverse event は、有害な事象は当然のことですが、有害というほどではないが好ましくはない事象も含んでいる意味合いの用語なので、「不良事象」ないしは「不具合事象」という日本語訳にしておけば、ときに生ずる混乱が少しは緩和できてよかったのではないかという気がします。

2. プラセボ投与時に見られる有害事象または副作用

　本書では、「有害事象」という用語が国内で普及する前に実施された治験で、副作用として報告された論文を引用して紹介しますが、現在の治験では「有害事象」として報告される種類のものであることが、本章のタイトルを「有害事象または副作用」にした理由です。その前提を知ったうえで、プラセボ投与時に見られる有害事象ないしは副作用について考えてみることにしましょう。

インドメタシンとプラセボのランダム化二重盲検比較試験

　第一に取り上げる例は、慢性関節リウマチと骨関節炎を対象にして、インドメタシンとプラセボのランダム化二重盲検比較試験から得られた成績（日本リウマチ協会薬効検定委員会、1968 年）のなかのプラセボ投与群で報告された副作用です（**表 1**）。

　インドメタシン投与群には、この薬物によく見られる副作用が認められています。神経系症状（頭痛、めまい、ふらつき）、および消化器症状（悪心、食欲不振、嘔吐、胃痛）が、それぞれ 30% と 40% というかなり高い頻度で認められています。

　このとき同時に、プラセボ投与群にもインドメタシン投与群とほぼ同じ症状が、しかも同じ頻度で出現していることに注目したいと思います[1]。

表1　インドメタシン投与群とプラセボ投与群に見られた副作用（種類と発現率）[1]

種　類　　被験者数	インドメタシン投与群 99	プラセボ投与群 106
神経系症状	30 (30.3%)	49 (46.2%)
頭痛	11 (11.1%)	20 (18.9%)
めまい	7 (7.1%)	14 (13.2%)
ふらふら感	9 (9.1%)	10 (9.4%)
耳鳴	1	1
不眠	1	1
その他	1	3
消化器症状	40 (40.4%)	45 (42.5%)
悪心	11 (11.1%)	14 (13.2%)
食欲不振	6 (6.1%)	8 (7.5%)
嘔吐	5 (5.1%)	6 (5.7%)
胃痛	5 (5.1%)	4 (3.8%)
下痢	4	3
便秘	1	5
消化管出血	2	2
胃部不快感	3	3
その他	3	0
皮膚症状	4 (4.0%)	1 (0.9%)
瘙痒感	1	0
紫斑	1	0
発疹	1	0
出血斑	0	1
その他	1	0
その他	7 (7.1%)	8 (7.5%)
もやもや感	0	1
性器出血	1	1
肩こり	1	0
疲労感	1	1
口渇	0	1
尿量減少	0	1
その他	4	3

日本リウマチ協会薬効検定委員会．日本医師会雑誌 1968；59(6)：783-92.

アカルボースのプラセボを対照にしたランダム化二重盲検比較試験

　第二の例は，インスリン非依存型糖尿病（NIDDM）に対する世界初のαグルコシダーゼ阻害薬であるアカルボースのプラセボを対照にしたランダム化二重盲検比較試験（私はこの治験のコントローラーとして参加）から得られたプラセボ投与群で報告された副作用です（**表2**）。

　被験薬のアカルボースは，糖質の消化酵素を阻害するために生ずる消化不良に伴う副作用（放屁の増加, 腹部膨満）が，高頻度で発現します。実際，アカルボース投与群では，放屁の増加40％，腹部膨満32％と高い頻度で認められています。

　一方，プラセボ投与群でも同様に，放屁の増加12％，腹部膨満13％と相当高い頻度で認められています。いずれもアカルボース投与群とプラセボ投与群の間には，統計学的に有意差が認められているのですが，プラセボ投与群にアカルボース投与群と同じ副作用が，しかも高い頻度で認められている点に注目したいと思います。ただし，これらの副作用のなかで程度が高度のものは，アカルボース投与群にのみ認められています。しかし，プラセボ投与群でもこれらの副作用の中等度以下のものはかなりの頻度で認められています[2]。

　この治験の開始に際しては，思い出が二つあります。その一つは，糖尿病の患者自身が過食にならないように注意すればよいのに，そうせずに食べながら消化不良にして糖質の吸収を抑えようとするような薬は，人間のわがままを許すことになるので必要ないのではないか，と最初に治験依頼者から説明を受けた際に印象として私見を述べたことを思い出します。

　二つ目は，アカルボースの作用機序に基づく副作用（放屁の増加，腹部膨満感などの腹部症状）が高頻度に認められるというそれまでの臨床試験成績から，投与されている治験薬がアカルボースかプラセボかはわかってしまうのではないか，つまり，盲検性の保持の危惧が持たれ二重盲検法は不可能ではないかとの意見が世話人の間から出たことです。

表2 アカルボース投与群とプラセボ投与群で見られた副作用（種類，発現率，程度）[2]

項目	アカルボース投与群					プラセボ投与群					検定
	件数	発現率(%)	程度			件数	発現率(%)	程度			
			高度	中等度	軽度			高度	中等度	軽度	
放屁の増加	47	39.8	7	19	21	14	11.6		8	6	$p<0.001$
腹部膨満	38	32.2	4	12	22	16	13.2		6	10	$p<0.001$
食欲（空腹感）の増強	5	4.2		4	1	1	0.8			1	NS
軟便	4	3.4		1	3	1	0.8			1	NS
下痢	2	1.7		1	1	3	2.5	1	1	1	NS
腹鳴	2	1.7		1	1	1	0.8	1			NS
便秘	2	1.7		1	1	1	0.8			1	NS
フラフラ感	1	0.8			1	1	0.8		1		NS
胃部不快感						1	0.8		1		NS
悪心	1	0.8		1							NS
嘔吐	1	0.8		1							NS
悪寒・戦慄	1	0.8		1							NS
まぶたが重い	1	0.8		1							NS
右手がこそばゆい	1	0.8		1							NS
下肢のしびれ感	1	0.8		1							NS
腹痛	1	0.8			1						NS
胃部のチリチリ感						1	0.8			1	NS
便量の増加						1	0.8			1	NS
硬便	1	0.8			1						NS
食欲減退	1	0.8			1						NS
手のしびれ	1	0.8			1						NS
記銘力低下	1	0.8			1						NS
発現件数	112					41					—
発現例数／解析対象例数（発現率）	58/118 (42.9%)					24/121 (19.8%)					$p<0.001$

副作用中止例：アカルボース投与群10例（8.5%），プラセボ投与群3例（2.5%），$p<0.05$（Fisher）

五島雄一郎ほか．医学のあゆみ 1989；149（7）：591-618.

　この点についてはかなり真剣な議論となり，二重盲検法は不可能になりかねない状況になったのですが，まだ若造であった頃の私が「実際には二重盲検法が成り立たないかもしれないのですが，先生方は二重盲検法が成り立たないというデータをお持ちでしょうか？　もしお持ちでな

いなら，今回の治験でデータを取ってみませんか？」とコントローラーとして提案しました。わが国の糖尿病領域のそうそうたる教授の方々が，この意見に賛同してくださり，それもそうだということになり，実際に使った治験薬が各被験者でアカルボースなのか，プラセボなのか治験担当医に次の5段階尺度で推定してもらうこととし，開鍵後にその結果から盲検性の保持に関して検討することになりました。

5段階については，①確実にアカルボースだと思う，②多分アカルボースだと思う，③わからない，④多分プラセボだと思う，⑤確実にプラセボだと思う，としました。その結果は，次のようなものでした。アカルボース投与群では，「確実にアカルボース」15％，「多分アカルボース」48％であり，アカルボースであると推定した人は63％でした。一方，プラセボ投与群では「確実にプラセボ」8％，「多分プラセボ」47％，プラセボであると推定した人は55％でした。治験薬を推定した際の根拠は，ほとんどが消化器症状の副作用が出現したかどうかでした。

担当医の推定が行われた症例で，推定が的中した例と的中しなかった例を各群内で検定したところ，いずれの群においても担当医の推定は統計学的に有意に的中していました。しかし，的中率の95％信頼区間は，両群合わせると51〜66％でした。

この結果を，私が治験終了後の結果報告会で報告したところ，多くの担当医の先生方から「思ったほどは当たらない（的中しない）ものだね」という感想をいただきました。また，この治験での経験から，「手続きとして採用した二重盲検法」と「守られた盲検性」は異なるものであることを私たちは学びました。

抗不安薬の二つの治験

第三の例は，「チェックリスト効果」が認められた治験です。全国で内科領域の心身症グループ（若かった頃の私は，治験担当医師として参加）が行った抗不安薬の二つの治験からの成績を取り上げてみました（**表3**）。

表 3　ジアゼパム投与群とプラセボ投与群で
見られた副作用の発現率と CRF の影響

	プラセボ投与群の 副作用発現率	ジアゼパム投与群の 副作用発現率
	眠気	眠気
試験 1	3%	3%
試験 2	11%	13%

　被験薬投与群，標準薬としてジアゼパム投与群，およびプラセボ対照群の 3 群からなる二つの治験の成績から，共通しているジアゼパム投与群とプラセボ投与群を抽出して，副作用としての眠気を取り上げました。

　試験 1 は，case report form（CRF）の副作用を記録する欄が空欄になったもので，患者から自発的に報告されたものを記録するようになっていました。試験 2 は，CRF の副作用を記録する欄に発現頻度の高い主たる症状が印刷してあり，担当医の労力を軽減するためだと考えられますが，眠気はその有無をチェックするようになっていました。

　結果は一目瞭然です。試験 2 では，ジアゼパム投与群とプラセボ投与群ともに，眠気の発現頻度が，試験 1 に比較して，高くなっています。これはチェックリスト（CRF）の作り方に起因した「チェックリスト効果」ともいえる所見であろうと思います。

被験薬と類似するプラセボ投与群の有害事象または副作用

　以上，プラセボ投与群に見られた有害事象または副作用に関する三つの例を紹介してきましたが，プラセボ投与群に見られる有害事象または副作用は，被験薬に類似する傾向があることに注目したいと思います。なぜこのようなことが生じるのでしょうか。

　その理由として，被験薬の可能性のある副作用を被験者となる患者に

説明する際の説明のしかたの影響があげられます。また，観察者がどのような薬理作用を有する被験薬の治験を行っているかを知っているために生ずる観察者側の「色眼鏡効果」の影響も加わっているものと考えられます。新 GCP 以降の治験では，患者への説明の内容は薬事法で決められているため，説明のしかたをいろいろと変えて，有害事象または副作用の出現のしかたを比較するような研究は実施困難になっています。しかし，観察者側の「色眼鏡効果」がどの程度あるのかについては，被験薬の作用機序やそれまでに得られた安全性情報を知らされていない観察者を別に作って，比較をしてみるとある程度明らかにできるものと思います。

3.「プラセボ効果」と「プラセボ反応」という用語について

　プラセボに関する文献には，「プラセボ効果」（placebo effect）と「プラセボ反応」（placebo response）という言葉が，特別に区別することなくしばしば混在して出てきます。そこで，この二つの言葉の使い方について触れておきたいと思います。「プラセボ効果」は，プラセボが生体に対してどのような効果をもたらすかという視点，つまりプラセボの側の視点から見た表現です。一方，「プラセボ反応」は，投与されたプラセボに対して生体がどのように反応するかという視点，つまり生体側の視点から見た表現です。同じ現象を，見る視点を換えた表現です[3,4]。

　また，ときに"active placebo"と"inactive placebo"という用語が使われているのを見かけることがあります。"active placebo"とは，被験薬の薬理作用が期待できない程度の極小用量のことを指して使っているようですが，プラセボは本来 inactive な化学物質を表現する際の用語ですので，これでは奇妙な表現になってしまいます。したがって，この場合には「極小用量」と表現するのがよいだろうと思います。また，"inactive placebo"という表現は，屋上屋を重ねる表現となり，不適切な表現で

す。この場合は，"placebo" を "control" の意味で使用しているように思えますので，"active control" と "inactive control" と呼ぶのが正しい表現だろうと思います。

4.「ノセボ効果」というとらえ方の問題点

　冒頭に記したように，「プラセボ効果」または「プラセボ反応」は，実際にはポジティブなものが頻度としては多いのですが，いずれも生体に生じた事象ですので，当然，ポジティブだけでなく，ネガティブな症状や所見が見られることもあります。このようなネガティブなものに対して「ノセボ効果」(nocebo effect) または「ノシーボ効果」という表現が使われることがあります。

　"placebo" はラテン語で "I shall please." の意味ですが，"nocebo" は同じくラテン語で "I shall harm" の意味だと言われています。つまり，生体にとって好ましい効果 (beneficial effect) と好ましくない効果 (non-beneficial effect) を分けて，前者を「プラセボ効果」，後者を「ノセボ効果」とする文献があるのです。しかし，私は「プラセボ効果」または「プラセボ反応」という表現だけで，プラセボに関する論述は十分可能であると考えています。

　その理由は，生体にとって，好ましいか，好ましくないか，は固定したものではなく，生体側の諸条件によって，同じ作用（あるいは反応）が，好ましくなったり，好ましくなかったりするものです。このことは，薬物の主作用と副作用について記したとおりです。たとえば，第一世代の抗ヒスタミン薬の副作用としての眠気は，不眠症の患者にとっては，好ましい主作用になりうるのと同様に，プラセボ投与時に見られる眠気は，患者の状態によってポジティブにも，ネガティブにもなりうるからです。

3 プラセボ効果（反応）の構造的理解

　プラセボ投与時に観察された患者の病状や症状の変化を，プラセボに起因するものであるとする記述が，巷に溢れています。医学と関係のない一般的な雑誌などの記事だけでなく，学術的な書籍や論評においても結構多くみられます。また，プラセボ投与時に観察された病状や症状の変化（多くは改善）を，「暗示効果」であると，単純に説明した記述を，多くの場面で見かけます。つまり，「プラセボを投与（服用）したこと」と「患者の病状や症状が変化（または改善）したこと」のあいだに，因果関係を考えてしまうことが多いのです。

　それでは，プラセボ投与時に観察される病状や症状の変化（改善），あるいは有害事象（または副作用）をどのように理解するのがよいのでしょうか。本章ではこの問題を構造的に考えてみたいと思います。

1. Post hoc fallacy （前後即因果の誤謬）

　私たち人間には，ある事象（たとえば A）の後で別の事象（たとえば B）が起こった場合に，しばしば事象の時間的な前後関係でもって，「Aが原因で B が起こった」と即判断をしてしまう傾向があります。実際には「A が原因で B が起こった」かもしれないのですが，「A と B の間には何の関係もない」あるいは，「単なる偶然に A の後に引き続いて B が起こった」ことなのかもしれないのです。

　つまり，私たちは時間的に前後で起こった事象のあいだに，事象の時間的な順序の情報だけに基づいて，「因果関係」についての結論を導いてしまう傾向があり，判断をしばしば誤りやすいのです。「縁起をかつぐ」という行為にも，また，巷に溢れている健康食品や健康法に関する情報に踊らされるという行為にも，その根っこのところには，人間にみられ

るこのような傾向が存在しているように思います。

　起こった事象の時間的な順序だけに基づいて「因果関係」の判断をしてしまうという誤謬を，英語では"post hoc fallacy"と称しています。日本語では「前後即因果の誤謬」と言います。半世紀あまり前に現在のような科学的な手法に基づく臨床試験が行われるようになるまでは，このような判断に基づいて広く使われてきた治療法が世界中にたくさんありました。いえ，現在でもまだたくさん残っています。

　薬物治療に関して言えば，ある薬を「使った」，病気が「治った（または改善した）」，ゆえに薬が「効いた」という考え方が，広く蔓延していました。これは「悪しき『三た主義』」ともよばれて，改善すべきこととして長く語られてきました。しかし，比較試験，ランダム化（無作為割付），二重盲検法の採用，といった科学的手法に基づくランダム化比較試験（RCT）が誕生する以前には，因果関係の判断を誤る確率を少なくするための他の手段を私たちはもっていなかったので，しかたがなかったとも言えるのです。

　「プラセボ効果（反応）」についても，薬物治療の場合とまったく同様に，"post hoc fallacy"（前後即因果の誤謬）がしばしば認められます。

2. 「プラセボ効果」と「プラセボ反応」という表現について

　「プラセボ効果」と「プラセボ反応」という表現は，プラセボの側から見ているのか，生体側から見ているのかといった視点の違いであって，同じ現象について，コインに喩えると表と裏から見ているようなものなのです。しかし，「プラセボ効果」または「プラセボ反応」と表現する限りは，「プラセボに起因する効果（または反応）」という印象を一般に与える表現になっています。したがって，このようなプラセボに関する言葉の使い方にも，厳密に考えると問題があるように思います。

　実際に，多くの文献で「プラセボ効果（反応）」と表現している現象

は，「プラセボ投与時」に観察された変化，つまり改善または有害事象（または副作用）を記述しているだけであって，必ずしも「プラセボに起因する」ことが明らかになった現象を指しているわけではないのです。この点はとても重要なことなのですが，プラセボに関する議論の際にしばしば抜け落ちてしまっていることが多いように思います。

　そこで「いわゆる『プラセボ効果（反応）』」とするか，「プラセボ投与時に観察された症状の変化（または改善）」とするのが，より厳密な表現ではないかと思いますが，やや煩雑な表現になり過ぎますので，本章のタイトルは「プラセボ効果（反応）の構造的理解」としました。しかし，「プラセボ投与時に観察された改善や有害事象（または副作用）」のことを指しているのであって，「プラセボ投与に起因した改善や有害事象（または副作用）」のことだけを取り上げているのではないことに，注意していただきたいと思います。後者のように，因果関係を想定したプラセボに起因する効果（反応）については，本章では「真の（または狭義の）『プラセボ効果（反応）』」と表現することにします。

3. 時間の経過に伴う病状や症状の変化

　さて，プラセボ投与時に観察される患者の病状や症状の変化をどのように理解するのがよいのでしょうか。プラセボを投与する前（または直前）に観察された病状や症状の程度と，プラセボの投与後に変化（または不変）した後に観察された病状や症状の程度とのあいだにある要因について考えてみましょう。まず「プラセボ投与」という要因があります。しかし同時に，プラセボ投与と臨床評価という二つの事象のあいだには，一定の「時間経過」があります。

　一定の「時間が経過している」ことを無視するわけにはいかないのです（図1）。古くから，「日にちぐすり」というとてもいい言葉があります。身体的な症状にしても，精神的な症状にしても，時間が経つとよく

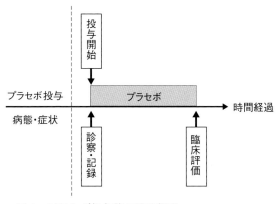

図1　プラセボ投与後の時間経過

なることが多い，という古くからの経験の蓄積から生まれた言葉です。長年の「生活の知恵」と言ってもよいような言葉です。

　この一定の時間経過のなかで，病状や症状はいろいろと変化します（図2）[1,2]。たとえば，ほとんど変化しないような場合（図2の中の線1）ももちろんありますが，改善に向かっている場合（図2の中の線2）もあり，反対に悪化に向かっている場合（図2の中の線3）もあります。そのほかにも，いろいろな変動がみられる場合（図2の中の線4，線5）もあります。ここでは変動する理由は問わずに，一括して「自然変動（Natural fluctuation）」と表現しておきます。

　薬物の効果を，薬物投与時とプラセボ投与時の比較試験を行う臨床評価の場では，この「自然変動」のなかには，薬物とプラセボ以外の要因で生ずる変動はすべて含まれます。糖尿病治療薬の効果を評価する臨床試験の場では，食事療法や運動療法の影響も含まれています。向精神薬の効果を評価する臨床試験の場では，心理的側面に働く種々の治療法の影響も含まれます。しかし，一般に，生命現象の特徴とも言える「自然治癒力」による「自然治癒傾向」は，「自然変動」のなかで大きな要因になっています。

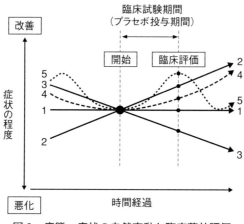

図2 病態・症状の自然変動と臨床薬効評価

4.「プラセボ効果（反応）」の構造的理解

　そこで，プラセボ投与時に観察している病状や症状の変化（改善）は，構造的には**図3**のように表現することができます。プラセボ投与時に観察された病状や症状の変化（改善）は，「自然変動（N）」の上にプラセボ投与に起因する変化（これが真の（または狭義の）『プラセボ効果』Placebo effect：Pです）が上乗せされているわけです。

　この「P」の大きさを知るためには，プラセボを投与しないときの病状や症状の変化（改善）の度合いを知る必要があります。しかし，一般に，何も治療行為をせずに自然経過を観察して「N」の大きさを知るということは，特別に軽い病状や症状か，特別に治療法のない病態以外には考え難いのが，医療の現実です。したがって，医療者も患者を含む一般市民も，「N」の大きさがわからなくなっているのです。「N」の大きさがわからなければ，「P」の大きさを正確に知ることはできません。

　プラセボ投与時に観察している病状や症状の変化（改善）は，**図3**の「N＋P」です。プラセボを投与したことに起因する「真の（または狭義

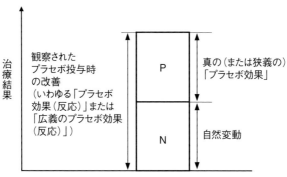

図3　プラセボ効果（反応）の構造的理解
P：プラセボ効果（反応）（Placebo effect）
N：自然変動（Natural fluctuation：主として自然治癒力）

の）『プラセボ効果（反応）』」（**図3**の「P」に相当）を純粋に評価する
ためには，プラセボを投与しない自然経過だけを同じ医療環境の下で観
察して「N」の大きさを調べて，これを差し引く必要があります。つま
り，プラセボ投与群と自然経過観察群の比較が必要になってきます。

　しかし，前述したように実際の臨床の場で「N」の大きさだけを観察
する群を設定することは，特別に軽い症状（たとえば軽症の感冒など）
以外では倫理的に許されないため，「N」の大きさも，したがって「P」
の大きさもわからないことが一般的です。つまり，私たちは，プラセボ
投与時の臨床効果を観察することは，「N」と「P」の合わさった「N＋
P」の大きさを観察していることになるのです。

　プラセボ効果（反応）に関する文献を読む際には，この点には注意し
て，試験デザインを吟味する必要があります。純粋に「P」をみること
ができる試験デザインになっているのか，「N＋P」を合わせてしか評価
できない試験デザインになっているのか，を見きわめる必要があるので
す。前者であれば「真の（または狭義の）プラセボ効果（反応）」をみて
いることになりますが，後者であれば「いわゆる『プラセボ効果（反

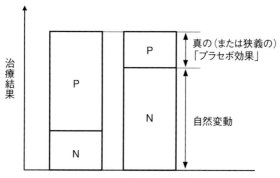

図4 プラセボ効果（反応）の構造的理解：PとNの
比率は病態により異なる

応)』」をみていることになります。一般に「プラセボ効果（反応）」として報告されているものの多くは，この「いわゆる『プラセボ効果（反応)』」をみているのです。

　もちろん，プラセボ投与時の臨床効果を観察する際に，「P」と「N」の占める比率は病態の種類によりさまざまです（図4）。たとえば，不安や痛みに関連した症状では，図4の左のカラムのように「P」＞「N」になりますが，外傷後の治癒過程や糖尿病や高脂血症の治療場面では，図4の右のカラムのように「P」＜「N」になります。

　また，臨床試験でみられる「P＋N」の大きさは，患者集団から得られた平均値であり，個々の患者における「P」と「N」の比率については，大きな個人差が認められるはずです。

5. 薬効の構造的理解

　さて，本章では，プラセボ投与時に観察される病状や症状の変化（改善）について，構造的に理解するために考えてきましたが，薬物投与時の病状や症状の変化（改善）についても，プラセボ投与時と同様に考え

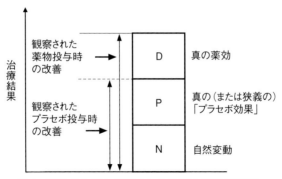

図5　薬物投与時に観察される改善の構造的理解
D：真の薬効（Drug effect）
P：プラセボ効果（反応）（Placebo effect）
N：自然変動（Natural fluctuation または自然治癒力）

ることができます（**図5**）。つまり，「薬物効果（薬効）Drug effect：D」
は，観察された「プラセボ効果（反応）Placebo effect：P」の上に上乗せ
されているのです[1,2]。すなわち，薬物投与時に観察している臨床効果
は，「N＋P」の上に薬物による「真の薬効」（**図5**のDの部分に相当）
が加わったものです。

　個々の患者で，「D」，「P」，「N」の比率は，当然のことながら異なっ
ています。しかし，私たちは，「D」，「P」，「N」の比率が，個々の患者
でどのようになっているのかを数値で把握する手段をもちあわせていな
いので，わかりません。推測するしかないのです。

　もちろん，薬物投与時の臨床効果を観察する際に，「D」，「P」，「N」
の占める比率は病態の種類によりさまざまです。また，臨床試験から明
らかにされる「N＋P」の大きさは，患者集団から得られた平均値であ
り，個々の患者では「D」，「P」，「N」の比率については大きな個人差が
認められます。

　いずれにせよ，「薬物効果」（真の薬効：薬を投与することにより新た
に加わる効果，つまり，**図5**のDの部分）は，薬物投与時の改善率から

プラセボ投与時の改善率を差し引くことによりはじめて得られることになります。これが，現在の臨床薬効評価の基本的な考え方であり，真の薬効を評価するためにはプラセボ対照群との比較が必要とされる理由です[3,4,5]。

　プラセボ投与時に観察される病状や症状の変化（一般に改善）についての理解を深めるために，構造的に考えてきました。本章でとりあげたプラセボ効果（反応）の構造的理解は，臨床薬効評価の基本となる知識です。

　臨床の現場では未治療で経過を観察することは不可能に近いことから考えると，薬の有効性と安全性を確認するために実施する治験で対照群としてプラセボ投与群を設けることの意義は，その疾患の自然経過や臨床像の特徴を浮き彫りにすることになり，たとえ「N＋P」の大きさしか把握できないとしても，治療医学においてとても有用な情報を提供してくれます。

　治験の現場では，プラセボ投与時の改善率は薬物投与時の改善率から差し引かれて，捨て去られる運命にありますが，プラセボ投与時に観察される改善の中身には，治療学の"宝物"がたくさん埋もれているように思われます。

4 医薬品の臨床試験におけるプラセボの誕生とプラセボ対照群の必要性

　治療法に関する医療の歴史を多少でもひもといてみると，人間がいかに真実を見誤りやすいものであるかがわかります。ある疾患の患者にある方法を使った場合に，時系列的に起こった事象を並べて，「使った，治った（改善した），ゆえに，効いた」という判断を私たちはしがちなのです。つまり，実際には因果関係がない場合であっても，時間的に前後に起こった事象の間に因果関係を見いだしてしまう傾向があるのです。このような人間のよくある判断の誤りを，英語では "post hoc fallacy"（前後即因果の誤謬）と称しています。

　そこで種々の治療法が，本当に効くかどうか，本当に安全かどうか，を正しく判断するために，種々の工夫がなされました。いろいろな経験と工夫を積み重ねながら，人間の知性が作り出してきた成果が，現在私たちが使用している臨床薬効評価法なのです。

　臨床薬効評価法のなかでは，まず「比較試験」が始まりました。「比較する」という考えは，人類の歴史のなかでも相当古くからあったものだと思われます。人間の心は，もともと周りの人と自分を比べて認識し，そこから新しい学びも生まれるのですが，ときには，嫉みや劣等感，優越感などが生まれることもあります。人間の諸々の心の動きの根底には，自分と他人を比べるという習性があるのです。しかし，同じ条件下で同時に比べてみるという「同時比較」は，ずっと遅れて誕生した考え方です。

　どちらが大きいか，どちらが長いか，どちらが重たいか，どちらが強いか，どちらが速いかなどについて，客観的に誰もが納得できるかたちにして示すためには，同時に比較してみるのがよいということは，かな

り古くから知られていました。同時比較の最たるものは，スポーツの世界では広くみられます。たとえば，オリンピックゲームでは，同時に競争して，最強・最速の人間を選び出して，賞賛してきたわけです。4年に一度のオリンピックの祭典は，まさにこの比較をするための競争にその起源があります。

　そこで本章では，臨床評価のために比較試験が役立って，真実が明らかになった代表的な例をいくつか取り上げた後に，現在私たちが使っている意味でのプラセボがどのようにして誕生したのか，さらにはなぜプラセボを対照群に使用した比較試験が必要なのか，その理由を考えてみたいと思います。

　つまり本章は，現代医学で科学的評価の際に重視される，①プラセボ対照群との比較試験，②ランダム化（無作為化），③二重盲検法という3点セットが出揃う前後の頃のお話になります。

1．臨床評価のためには比較試験が何にもまして重要である

　医療の歴史を振り返ってみると，真に効果があり安全であるかどうかがはっきりしないまま，種々の治療法がこの世に誕生し，その後長く存続してきたことがわかります。今でも民間療法の多くがこれに該当します。

　まず，臨床評価のために比較試験が役立ち，治療医学の歴史のなかで真実が明らかになった例を，いくつか拾い上げてみたいと思います。

1）世界初の臨床での比較試験：ジェームス・リンドによる壊血病の治療・予防に関する臨床試験（1747年）

　1747年に英国海軍の若き軍医であったジェームス・リンドが行った海軍兵士の壊血病患者を対象にした比較試験が，科学的手続きによる医学論文としては最古のものとされています[1]。壊血病は，技術開発が進ん

で長期間の航海が可能になった海軍兵士の間に発生した，新しくかつ致死的な病気でした。今でいうビタミンC欠乏症ですが，当時はまだビタミンという概念もなく，ビタミンCも発見されていなかった頃のお話です。

　リンドはこの新しい疾患にどのような治療が適しているのかを調べるために，重症度のほぼ等しい壊血病の兵士を12名同じ船室に集めて同じ食事を与え，同じ生活をさせて6群（つまり，1群2名）をつくり，当時使用されていたか，あるいは考えられる方法を六つ取り上げて比較試験をしています。今でいう「同時比較試験」になっている点が，注目に値する優れた点です。6群のなかで，新鮮なオレンジとレモンを与えた群のみが，1週間以内に劇的に効いており，この群に属していた2名の患者は，効果のみられなかった他の群の患者の介護を手伝ったという記録が残っています。

　しかし，英国海軍がすぐにオレンジとレモンといった新鮮な果物（ビタミンCの豊富な）などを常備するようになったのかというとそうではなく，常備されるようになったのは18世紀の終わり頃になってからのことです。今から考えると，医学的には正しい決定的な所見を得ていたにもかかわらず，1群の例数が少なかったこと以外にも，リンドのこの研究結果の利用のしかたや広め方が洗練されていなかったことも重なって，臨床試験により得られた優れた成果が社会に受け入れられるまでに時間がかかったと言われています。

2）瀉血の効果を否定した臨床試験

　瀉血という治療法は，古代エジプトに起源をもつと言われています。その後，古代ギリシャ時代に普及していますが，当時，病気は4種類の体液のバランスが崩れるために起こるという学説が広く信じられており，瀉血という方法はこの学説の考え方に沿っているため，一般に受け入れられやすかったのだろうと考えられます。

瀉血は，皮膚に刃物を当てて血管を切開して出血させるという治療法です。悪い血を体外に出すことにより，あらゆる病気の治療法として広く採用されていました。中世のヨーロッパには，皮膚を切るための瀉血刀も存在しています。当時は，床屋が吸血寄生虫の医療用ヒルを使用して瀉血していたことが伝えられています。

　この瀉血が物議をかもすようになったのは，1799年12月，米国初代大統領のジョージ・ワシントンが引退後の67歳のとき，風邪から体調を崩し，その治療にあたった医師たちが一日のうちに何度も繰り返して瀉血し，全身の血液のほぼ半分が失われるという結果になって，死亡したことからでした。今から200年以上も前のお話です。

　ワシントン元大統領の死から10年後に瀉血の効果を調べるために，臨床で比較試験が行われています。もちろん，現在のような厳密なランダム化比較試験（RCT）ではありません。その結果，瀉血を受けた患者の死亡率が，瀉血を受けなかった患者の死亡率の10倍にものぼることが示されたのです[2]。

　しかし，このような結果が得られても，瀉血がすぐに廃れたわけではなく，医師が一般的な治療法として瀉血を採用しなくなるには，さらに長い時間を要しています。瀉血という治療法が，長い間にわたって一般に広く信じられて使用されてきたという歴史があったことに加えて，当時の比較試験という方法が科学的にみて現在のように洗練されておらず，社会からすぐには受け入れられなかったのだろうと思います。科学的評価法がまだ発展途上にあったため，一般には十分には理解されていなかったのではないでしょうか。

3）日本初の臨床試験：高木兼寛による脚気の予防に関する試験（1884年）

　わが国で最初の臨床試験は，高木兼寛による脚気の予防に関する比較試験です。高木兼寛は，世界初の臨床試験を実施したジェームス・リンドの育った英国に留学しています。留学先はロンドンにあるセント・

トーマス病院です。帰国後，海軍軍医として 1884 年（明治 17 年）に，当時は致死的だった脚気が食事（パン食）で予防できることを明らかにしたのです。リンドと同様に，船上で実施した臨床試験です。2 年前の同じ航路で行った成績との比較であるため，同時比較になっておらず，現在でいう「歴史的比較」に分類される臨床試験です。

　当時，海軍兵士が主食にしていた日本食の白米を洋食のパンと肉食に変えると，脚気が予防できたのです。江戸時代には，田舎から江戸に出て行くと発病し，田舎に帰って静養すると回復するという事実から，江戸の風土病が疑われていました。「江戸患い」という呼称も使われています。実際には，江戸で玄米を精白して白米にして，おいしく食べるようになったために生じたビタミン B_1 欠乏症でした。この脚気を，ビタミン B_1 を含む食事で予防できることを実証したのです。

　ビタミン B_1 が発見される半世紀も前のことです。同時比較試験でなく，比較した 2 群の環境条件がまったく同じとはいえなかったこと，また，国内には依然として脚気の感染症説が根強く存在していて，脚気菌を発見したという報告が現われたこともあり，すぐには認めてもらえず，脚気感染症説を主張するグループとの間で激しい論戦が行われています。

　その結果，主食をパン食に変えた海軍（高木兼寛が医師としてトップに所属）からは脚気による死亡がみられなくなったのに，この臨床試験の結果を認めなかった陸軍（森鷗外が医師としてトップに所属）からは，脚気による死亡例が後を絶たず，陸軍では戦死よりも脚気による死亡者の方が多い有り様でした[1]。

　1)，2)，3) で紹介した三つの臨床試験の例は，前述したように，比較試験ではあっても，その後発明されたランダム化や盲検法は，当然のことながら使用されていません。プラセボを使用した対照群も設定されていません。今から考えると，方法論的にはいろいろと問題点を指摘で

きるような臨床試験なのですが，得られた結果はいずれも正しいもので
した。正しい方法により実施された臨床試験のみが，正しい結論を導く
と考える人の多い現代，このことは教訓的なことのように思われます。

　と同時に，これらは「死亡」という絶対的な指標を使用していること，
さらには，1）と 3）では，栄養素欠乏症に対して欠乏している栄養素を
与えたために，劇的な結果が得られたものであるという点に注目してお
く必要があると思います。つまり，科学的には未熟な比較試験にもかか
わらず正しい結論を得られたのには，幸運も加勢してくれていたのです。

4）外科手術に関する臨床試験：狭心症の治療法としての内乳動脈の結紮 手術（1959 年）

　外科手術は生体に大きな侵襲を加える治療法であるため，外科手術に
もプラセボ反応（効果）が認められることを示唆した比較試験がありま
す。前述の 1），2），3）とは異なり，現代の薬効評価法の 3 点セットが
出揃った後に実施された臨床試験です。

　イヌを対象にした動物実験で内乳動脈（internal mammary artery）を結
紮すると冠動脈系の血流が増加するという所見が得られたことにヒント
を得て，1939 年にイタリアで狭心症の治療に内乳動脈結紮手術が開始さ
れています。

　この方法の効果に疑問を抱いたコッブ（Cobb LA）らが，封筒法を採
用した RCT を実施しました[3]。その結果，この手術法の有効性は否定さ
れ，狭心症に対する内乳動脈結紮法はこの世から葬られました。手術し
て内乳動脈を結紮する群と，手術は同様にするが内乳動脈を結紮しない
群の 2 群を設定した群間比較試験です。盲検性に関しては，結紮するか
どうかは手術医のみが知っていますが，秘密を厳守することにして実施
し，評価者は内容を知らないようにして実施しています。その結果，例
数は少ないのですが，術後 6 ヵ月後の著効率には差は認められませんで
した（著効率：結紮群 63％（5 例/8 例），非結紮対照群 56％（5 例/9

例))。つまり，結紮法を実施しない外科手術だけでも改善率は結構高かったのです。

　医学の歴史を振り返るとき，クロード・ベルナールが医学研究に与えた影響は大きなものがあったように思います。ベルナールは，フランスの生んだ著名な基礎生理学者ですが，真実を明らかにしようとする医学研究において，「観察」と「実験」の重要性を説いた人物です。ベルナールが1927年に著した「実験医学序説」（An introduction to the study of experimental medicine）は日本語訳も出版されています[4]。私も医学生時代に読んだ思い出があります。ベルナールは基礎医学研究の領域で数々の発見（たとえば一酸化炭素中毒のメカニズムの解明など）をすると同時に，観察と実験の重要性を説き，観察から得た事柄に基づいた推論から仮説を作り，その仮説の成否を実験により確かめていくという，その後の医学研究の主流となる考え方を重視しました。

　真実を明らかにするという点で目的を共有している現在の臨床薬効評価の場でも，この基本的な考え方は生きています。私はベルナールの著書から，医学研究における人間の「感性と理性」のメリハリのある働きの重要性を学んだように思います。

2. 臨床評価のための比較試験でランダム化（無作為化）が必要な理由

ランダム化の誕生

　比較試験を実施する際に比較する各群に被験者をどのように割り付けるかという方法としての「ランダム化」（Randomization）の概念は，英国でロナルド・フィッシャーが1926年に発表していました[5]。しかし，フィッシャーが1935年に「実験計画法」（The design of experiments）と題する書籍を出版するまでは一般的には広まらなかったのです[6]。

フィッシャーが行った数多くの天才的な統計学に関する仕事の一つとして，農事試験で苦労しながら工夫して，効率的に実験を行うために「実験計画法」を作ったことは有名です。実験計画法の 3 原則は，①局所管理化(影響を調べる要因以外のすべての要因を可能な限り一定にする)，②反復 (実験ごとの偶然のバラツキ＜誤差＞の影響を除くために同じ条件で反復する)，③ランダム化 (①と②で制御できない可能性のある要因の影響を除き，偏りを小さくするために条件を無作為化する) です。①と②は物理学などの実験で一般的に採用されていますが，生物学や臨床試験の領域ではこれが難しいため，私たちの臨床研究では③がとくに重要になってきます。

臨床における最初の RCT

　フィッシャーの実験計画法にあるランダム化を，実際の臨床における比較試験に採用したのは，英国医学研究評議会 (Medical Research Council：MRC) の実施した，結核に対するストレプトマイシンの有効性を確かめた臨床試験でした[7]。結核に対して有効な薬がなかった時代のことなので，「安静」が唯一の標準的治療法であった頃のお話です。

　英国における臨床比較試験の発展に多大な貢献をした人物で，しばしば「臨床試験の父」と称されているブラッドフォード・ヒルが，この研究計画の作成で重要な役割を果たしました。ヒルは臨床試験における統計的手法の使用において，先駆者の一人でした。ヒルは第一次世界大戦後，5 年間にわたって重症の結核を患ったため，医学部に進学することができませんでした。しかし疫学者となって公衆衛生の分野で働き，医学研究に大きな貢献をすることになったのです。MRC の統計研究部門に関与することになったことから，MRC の実施した結核に対するストレプトマイシンの有効性を臨床評価するための，臨床研究の企画に関与したのです。

　結核に対する新規の抗菌薬（ストレプトマイシン）の有効性を臨床評

価するために，対照群を設定して同時比較試験を実施しました。この際，比較する群，つまりストレプトマイシン投与群と，対照群のいずれかに被験者となる患者を割り振る際に，乱数表を使用しました。これが臨床試験に「ランダム化」が採用された世界で最初の研究論文となったのです。ストレプトマイシンに対するプラセボ対照は設定せず，患者は「ストレプトマイシン＋床上安静群」か「床上安静単独群」に割り付けられ，盲検化はされていませんでした。

　後述するように，この時期にはすでに米国でプラセボ対照群を設定した二重盲検法が採用されるようになっていたため，プラセボ対照群の設定が望ましかったと試験計画の立案に主導的な役割を果たしたヒルは考えていたようです。しかし，ストレプトマイシン投与患者には，1日最大4回の注射が6ヵ月間実施されるため，床上安静群の患者に対して，同じ頻度で長期的にプラセボ注射を実施するのは不適切と考え，プラセボを使用しないことに決定したのです。

　二重盲検法は採用されていませんが，この研究の優れている点は，治療の最終的な転帰を，患者の割付について盲検化された放射線専門医2名と臨床医1名が独立して判定したことです。今で言うPROBE法（Prospective randomized open blinded endpointの略：盲検化の実施が難しく，オープン試験とならざるを得ない場合に，客観性を維持するために，ランダム化を行ったうえで，エンドポイントの評価を，割付の内容を知らされていない独立した研究者が実施する方法）を採用しています。

　その結果，ストレプトマイシン投与群では，床上安静群に比較して，死亡率の有意な減少が認められたのです[7]。差を知りたい要因（この研究ではストレプトマイシンの投与）以外の要因が等しくなければ，因果関係は明らかにできないこと，明らかにするためにはランダム化が必要だというフィッシャーの実験計画法の理論が臨床試験にはじめて適用されたのです。

　臨床試験におけるランダム化の方法については，有効性に強く関与す

る要因がはっきりしている場合にはその要因を事前に取り上げて，コンピュータを利用して群間の背景因子の差が最小となるように「動的割付（Minimization，最小化法）」を行うことも，現在では可能になっています。

3. 臨床薬効評価法におけるプラセボの誕生：臨床評価のための比較試験で二重盲検法が必要な理由

プラセボ（placebo）の誕生

　現代医学の視点からみると，古くから使用されてきた薬類と考えられていたものは，そのほとんどがプラセボであったといえるものでした。しかしここでは，臨床試験において比較のための対照群に使用するプラセボについて考えることにします。

　すでに述べたように，臨床試験の行われるようになった初期においては，比較試験が行われるようになっても，対照群は特別に何も行わない群であることが一般的でした。対象となる治療と無治療を交互に行って比べるか，過去の症例を対照群として比べていたのです。その後，対照物質が使用されるようになりました。

　プラセボを含む対照物質の使用は，盲検法の発展と切っても切れない関係にあります。もっとも初期に使用された盲検法は，単純盲検法（single blind method）でした。単純盲検法では，医師や研究者は対照物質が使われていることや，どの患者にそれが使われたのかについて知っているが，被験者は知らないという方法です。

　対照として不活性物質を使用した最初の記録は，1908 年にリバース（Rivers WHR）の行った研究で，疲労に対するアルコールと他の薬物の影響を調べたものです[8]。リバースは「プラセボ」という言葉を使用していませんが，不活性物質の味と外観は被験薬と区別できないように設計しています。リバース自身も被験者となっており，「盲検法」という言

葉を使用していないのですが，今で言う「単純盲検法」を用いており，結果に影響する可能性のある多くの要因（生活条件，被験薬の特性を知ることから生ずる影響など）を制御しようという努力がみられます。また，被験者の側の盲検化だけでなく，研究者の側も，どちらの薬物が使用されたのかを，できるだけ考えないようにする努力がなされています。ここには，後に「二重盲検法」となる考え方の芽生えがみられます。リバースの研究は先見性に富んだもので，歴史的には重要であるにもかかわらず，その後の研究者にあまり引用されておらず，後世に影響を与えた仕事にはなっていません。

二重盲検法（double blind method）の誕生

　二重盲検法の誕生に大きな貢献をしたのは米国のハリー・ゴールドでした。ゴールドは 1932 年頃からプラセボを使用しており，狭心症治療に関するキサンチン類の研究を 1937 年に発表しています[9]。当時，狭心症の治療に種々の薬物が使用されていたのですが，懐疑的な人達が増えてきたという時代背景のなかで行われた研究です。19 世紀の末からキサンチン類（アミノフィリンとテオブロミン）は，狭心症の治療に有効であると考えられていました。

　ゴールドの研究は，1932 年に単純盲検法で開始されたのですが，研究を進めている間に，薬剤を投与している医師が，患者に痛みの重症度への効果について誘導的質問を行っているために，結果にバイアスが入っている可能性に気づきました。そして医師も盲検化することが重要であると考えて，患者だけでなく評価者である医師も盲検にする，つまり，今で言う「二重盲検法」が誕生したのです。しかし 1930 年代の初め頃の研究では，盲検法とプラセボ対照はまだまれでした。

　ゴールドの研究は，プラセボ対照群を設けた二重盲検法として世界初であり，その後この方法を普及定着させた最大の功績は，ゴールドに帰するということになります。ゴールドの研究や類似した他の研究によ

り，狭心症治療に対するキサンチン類の効果はプラセボに優るものではないことが明らかとなり，その後狭心症の痛みに対するキサンチン類の使用は減少しました。

歴史的にみると，プラセボは倫理観に欠けた医師が患者を騙すために使用するものとして，それまで軽蔑され嘲笑の対象にされてきました。しかし，あらためてプラセボの側に立って考えてみると，ゴールドの研究はプラセボとして社会に役立つという正当な役割を与えられたことになり，画期的な出来事だったと言えます。つまり，プラセボがそれまでに受けてきた悪評から，プラセボを救った出来事でもあったのです。

その後，ゴールドの研究室で実施する試験には，すべてプラセボ対照群を設けた二重盲検法が使用されています。さらに，洗練された統計解析とランダム化を採用するようになり，また，これらを推奨するようになります。

その後ゴールドは，1946年に米国のコーネル大学治療研究会を設立し，あらゆる新規物質の治療的有効性を確立するためには，プラセボ効果を考慮して制御しなければならないと主張しました。ゴールドの業績の社会的貢献度が高いことが認められ，1947年にコーネル大学医学部臨床薬理学の初代教授に選ばれています。ここに従来の動物実験による薬理学研究の枠から出て，人間における医薬品の有効性に関する研究を行うことを柱とする「臨床薬理学」（Clinical Pharmacology）という新しい学問が始まったことになります。

なお，プラセボとひとくちで表現していても，その内容が重要です。大きさ・形・色・味で区別ができないように，ゴールドの研究では工夫がなされています。また，治療に対する反応に影響すると思われる要因，たとえば，自然経過，職業・食事・食習慣・睡眠・便通・緊張の度合いなどの変化，治療中に生ずる信頼，新たな処置による励まし，医師の変更などにも配慮がなされています。

ゴールド自身は，もともとは動物実験を実施する薬理学者でした。薬

物で患者を治療することに興味を抱き,「実験室で動物に行うのと同様の実験」をヒトでも実施することの重要性を強調しています。ゴールドは臨床試験には,実験室で伝統的に使用されていた対照より良質のものが必要だと確信していたので,ゴールドの論文はそのための方法論を確立しようとした記録でした。プラセボの歴史については,米国のシャピロ夫妻の著した力作「The powerful placebo：From ancient priest to modern physician」(1997 年) があります[10]。

　二重盲検法を使用した RCT が,その後の臨床評価の領域で,現在のように普及,定着するにあたっては,米国 FDA が果たした役割は大なるものがあります。新規化合物を製造販売承認する際の臨床試験の必要な要件として,今まで述べてきた臨床試験の 3 点セットが規制当局に採用されたインパクトは甚大なものがあります。

4. 薬物の有効性と安全性を科学的に評価する際に,なぜプラセボ対照群が必要になるのか

　これまで述べてきたように,真実を明らかにするためには「比較試験」が必要であり,比較試験を実施する際には比較が可能となるような試験群の設定として「ランダム化」が必要です。そして,評価指標の変動の原因となる被験者と評価者の双方に生ずるバイアスを除外するために「二重盲検法」が開発されました。

　このようにして,RCT が広く実施される時代になり,科学的手法による信頼できる臨床試験結果が得られるようになりました。つまり,臨床薬効評価のための科学的な手法である 3 点セットとして,①プラセボ対照群を設定した比較試験,②ランダム化,ならびに③二重盲検法が出揃ったのです。

　さて,本書のなかですでに触れているように,私たちが臨床試験を行い薬物投与群の臨床効果として観察し測定しているものは,図1のよう

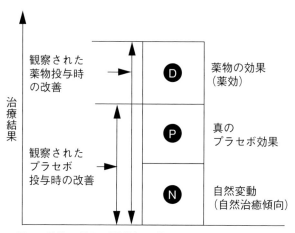

図1　薬物の効果（薬効）の構造的理解

に構造的に理解することができます。ここで，D は薬物に起因する効果（Drug effect，薬効），P は「真のプラセボ効果」（Placebo effect），N は自然変動（Natural fluctuation，自然治癒力に基づく自然治癒傾向はこのなかに含まれる）です。すなわち，薬物投与群で観察している臨床効果は，N＋P の上に薬物による「薬物に起因する効果（薬効）」（図1の D に相当）が加わったものです。また，プラセボ投与群で観察しているプラセボ効果は，P＋N です。

　そこで，「薬物に起因する効果」（真の薬効：薬を投与することにより新たに加わる効果，つまり図1の D）は，薬物投与群の改善率からプラセボ投与群の改善率を差し引くことによりはじめて得られます。これが，現在の臨床薬効評価の基本的な考え方であり，プラセボ対照群との比較が必要とされる理由です（図2）。

　薬物の効果を評価するために，臨床試験でプラセボ対照群が必要となる理由は，化学物質の濃度測定に際してブランクが必要であり，非臨床試験の段階での薬理試験や毒性試験に対照群の設定が必須であるのと同じです。

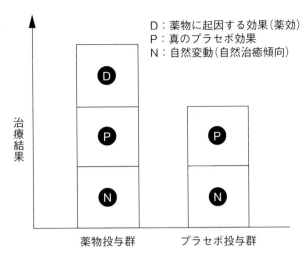

D：薬物に起因する効果（薬効）
P：真のプラセボ効果
N：自然変動（自然治癒傾向）

図2　薬物に起因する効果（薬効）を明らかにするために
　　は，薬物投与群とプラセボ投与群の比較が必要で
　　ある理由を示す図

　しかし，プラセボ対照群との比較ではなくても，ランダム化比較試験
で有効性が明らかにされている標準薬がある場合には，この標準薬と同
等でもよいのではないか，と考える方がいます。この点について最後に
ひと言触れておきたいと思います。つまり，標準薬との比較だけではな
く，なぜプラセボ対照群との比較が必要なのかということについての話
です。

　まず，この世のなかには何から何までまったく同じものは何一つとし
て存在しないこと（つまり何らかの差異が必ずあること），ついで，存在
している差異にある程度の範囲を設定したうえで，差異があってもこの
設定した範囲内であれば「同じである」と認めることしかできない，と
いうことを理解する必要があります。

　統計手法で差異があると言う場合には，実際にはほとんど差がないの
に差があると誤って言い過ぎてしまう確率（第一種の過誤α）と，実際

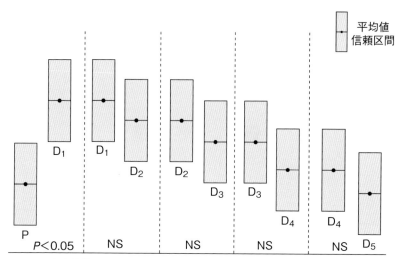

図3 臨床薬効評価において同等性試験だけではいけない理由を示す図（枠内は平均値と95％信頼区間を模式的に示してある）

には差があるのに間違って見逃してしまう確率（第二種の過誤β）を算出して考えます。決して同じであるということを言うわけではないのです。したがって，最初の比較ではプラセボ対照に有意に優れている薬があって，これを標準薬として明らかな差を認めないから同等とみなすという比較を繰り返してしていくうちに，プラセボ対照と有効性にまったく差のないものがこの世に出てくる可能性があるのです。このような話を図にしてみたのが図3です。これが，薬物の有効性と安全性を科学的に評価する際に，プラセボ対照群が必要になる理由です。

　プラセボ効果（反応）に関与する要因としては，種々のものを挙げることができます。薬物治療の場合，治療結果に影響する非薬物要因としては，疾患に伴う諸要因（疾患の種類，重症度，疾患の時期など）と，疾患以外の諸要因（医療者側の要因，患者を取り巻く治療環境の要因，患者と医療者の関係など）に整理することができます（図1）[1]。この**図1**のなかで，薬物以外の非薬物要因として挙げられているものは，プラセボ効果（反応）に影響を与える要因でもあります。

　本章では，プラセボ効果（反応）を「いわゆるプラセボ効果」（図2のN＋P）ととらえて考えを進めることにします。つまり，私たちが観察し測定している，一般に「プラセボ効果（反応）」と称されているものは，生体の本来有する自然治癒傾向と自然変動がベースに存在しており，その上に，本章で述べる暗示効果や期待効果などの患者側の要因，および

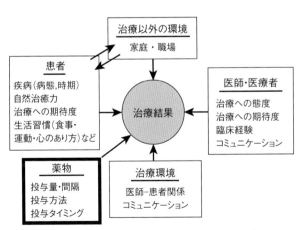

図1　薬物治療の効果に及ぼす薬物要因と非薬物要因の影響[1]

Rickels K（1968）をもとに新しい要因を加えて改変

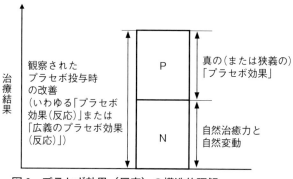

図2　プラセボ効果（反応）の構造的理解

医療者側や治療環境などの諸要因の影響により生じる結果が存在します。プラセボ効果（反応）はそれらの総和であると理解することができます[2,3]。

　図1のなかで，患者の病気に関する要因は，疾患によりある程度異なってきますので，本章では，これを除いた非薬物要因に焦点を当てて記述することにします。

1. 生体の有する「自然治癒力」

　人間の生体に「自然治癒力」（Vis medicatrix naturae）が備わっていることは，外傷や感冒の治癒過程を想像してみるだけで容易に理解できます。一般に，これらの病態は時間経過とともに改善していきます。また，高度な外科手術といえども，生体の有する「自然治癒力」を根底においてはじめて成り立つ治療法です。生体にメスを入れるのは外科医であり，縫合するのも外科医ですが，傷口が治っていくのは生体の有する「自然治癒力」のおかげです。

　ギリシャ時代の医聖といわれるヒポクラテスの功績は，当時一般的であった迷信的ともいえる医療のあり方を，観察と記述を重視した医学に

変えようとしたことにあります。観察に基づいて記述された患者の死相を表現する「ヒポクラテス顔貌」は、その間の事情を今に伝えています。また、医師に対して厳しい修練の必要性を唱えたこともよく知られており、「ヒポクラテスの誓い」はその表れです。

　しかし、これらの功績にとどまらず、ヒポクラテスは「自然治癒力」を正しく認識していた人物でもあります。コス派といわれたヒポクラテスの一派は、「自然治癒力」を重視した治療（それを妨げるようなことはしない）を進めてきたと伝えられています。

　私たちは、現代医学の目覚しい技術的進歩に目が奪われるあまり、本来生体に備わっている「自然治癒力」の存在を軽視しがちなのではないでしょうか。いま一度、医療の原点に立ち戻って、「自然治癒力」を重視した医療のあり方を考える必要があるように思います。そのような意味でも、ヒポクラテスは現代においても私たちの「師」であり続けています。

　人体の「自然治癒力」を高めるために、古くから「養生法」が工夫されてきました。「養生法」の基本は、生活習慣の調整であり、具体的には「食事」「運動」「心の持ち方」の3本柱となります。食事（摂取する栄養素の量とそのバランス、腹八分〜腹六分）・適度な運動（基本は歩くこと、体を動かすこと）・心の持ち方と生き方（前向きな気持ち、自然と親しむ、笑い、希望、感謝、生きがいのある生き方など）を3本柱とするライフスタイルに「自然治癒力」は大きく影響を受けます。

　これらの要因は、すぐに劇的な効果をもたらすものではありませんが、前向きのコホートスタディ等でその有効性が示される時代がきています。たとえば、米国スタンフォード大学医学部のグループが行った、転移性乳癌患者を対象にしたランダム化比較試験（RCT）では、ソーシャルサポート群は非サポート群に比較して、延命効果が認められています[4]。

2. 暗示効果または期待効果

　「いわゆるプラセボ効果」（図2のN＋P）から「真のプラセボ効果」（図2のP）だけを抽出することは，臨床の現場ではまず不可能に近いほど難しいことです。しかし，実験心理学的研究の場では，実験条件のコントロールがある程度可能になるので，急性反応としての「真のプラセボ効果」を明らかにすることができます。

　健康な大学生ボランティア43名（男性22名，女性21名）を対象にして，4群にランダム化して実施した私たちの研究では，単盲検下で投与したプラセボ（2カプセル）を，「精神や身体の機能を活発にする薬」（興奮薬），または「精神や身体の機能を落ち着かせる薬」（鎮静薬）と説明しました。さらに実験者が被験者に対して「薬の作用を強調する態度」，または「薬の作用そのものを意識的に表現せず，被験者の行動をそのまま容認する態度」で接した際の，自覚症状，精神運動機能（鏡映描写テスト），心拍数を指標にその変化を測定しました。実験は，薬物の説明（2種類）と実験者の態度（2種類）を組み合わせて，4日間の間隔をあけて，クロスオーバーデザインを採用して実施しました[5]。

　その結果，薬物の説明だけでなく実験者の態度の組み合わせにより，自覚的，精神運動機能，身体反応のいずれの面でも影響が認められることが明らかになっています。これらはプラセボ効果（反応）に関与する要因としての暗示効果または期待効果，さらには実験者の態度の影響として理解することができます。

暗示効果や期待効果を受けやすい性格傾向

　暗示効果や期待効果を受けやすい性格傾向があるのかどうかについて，少し触れておきたいと思います。この同じ研究で，被験者の性格特性をテイラー顕在性不安検査（Taylor's Manifest Anxiety Scale：MAS）と，モーズレイ性格検査（Maudsley Personality Inventory：MPI）で測定

表1　プラセボ反応者と性格特性の関係[5]

性格テスト	プラセボ反応者 (*n*=7)	プラセボ非反応者 (*n*=7)	統計学的有意差
テイラー顕在的不安検査 （MAS）			
得点（特性不安）	24.6	12.7	$P<0.01$
モーズレイ性格検査（MPI）			
外向性得点（E 得点）	19.6	35.0	$P<0.05$
神経質得点（N 得点）	28.6	18.3	$0.05<P<0.10$

中野重行ほか. 精身医 1972；12（3）：186-92.

したところ，興奮薬という教示にも，鎮静薬という教示にも自覚的に反応した「プラセボ反応者」（二重盲検下にある別の面接者が被験者から個別に面接して評価）は，どちらにも反応しなかった「プラセボ非反応者」と比較して MAS で測定した不安得点が有意に高く，MPI で測定した外向性得点（E 得点）が有意に低く，神経質得点（N 得点）が高い傾向が認められました（**表1**）。

　つまり，プラセボに反応しやすい者の性格傾向が一見ありそうですが，興奮薬という教示にのみ反応する者は，鎮静薬という教示にのみに反応する者と比較して，MPI の外向的得点が有意に高いことが認められており，プラセボによる反応の方向性により性格特性に差があります（**表2**）。

　また，1回目のプラセボ投与時のプラセボ反応者の出現率は高いにもかかわらず，4日後の2回目になるとプラセボ反応者の出現率は低下することも認められており，プラセボ反応者に一貫した性格特性は認められていません。つまり，プラセボ効果（反応）に関する研究では，実験条件（臨床試験では試験を実施する際の諸条件）の影響を強く受ける現象を観察しているものと思われます。

表2　興奮薬プラセボ反応者と鎮静薬プラセボ反応者における性格特性の比較[5]

性格テスト	興奮薬プラセボ反応者 （n=8）	鎮静薬プラセボ反応者 （n=5）	統計学的有意差
テイラー顕在的不安検査（MAS）			
得点（特性不安）	13.6	18.8	NS
モーズレイ性格検査（MPI）			
外向性得点（E得点）	35.9	19.8	P<0.05
神経質得点（N得点）	23.5	20.8	NS

中野重行ほか. 精身医 1972；12（3）：186-92.

臨床現場での「いわゆるプラセボ効果」

　臨床の現場で認められる「いわゆるプラセボ効果」に話を移しましょう。内科領域の不安・緊張に伴う自律神経症状を主体とする心身症を対象にした治験から得られたプラセボ投与群の改善率が高い（42％）ことは，すでに第1章で紹介しました。このデータを患者の治療に対する期待度で解析してみると，プラセボ効果（反応）は期待度と有意に関連しており，期待度が中等度の場合にもっとも高く（53％），軽度では少し低下し（36％），強度（つまり期待が強いときにプラセボがあたった場合）ではもっとも低い出現率でした（8％）[6]（**図3**）。この結果は，ほどよい期待度のあるときにもっともプラセボ効果（反応）が高いことを示しています。このような所見は，プラセボ効果（反応）に及ぼす患者の期待度の影響を示唆しているものと言えます。

　一般に，より強力かつ有効な薬物が開発されるのに伴い，その領域におけるプラセボ効果（反応）の出現率が高まる傾向があります。この現象も，患者側だけでなく医療者側にも，期待度や効くはずだという信念が生じるための影響だと考えられます[7]。また治験でも，被験薬の副作用（実際には有害事象）が，対照群であるプラセボ投与群でも同様に高い頻度で出現するという現象も，観察者側の注意集中の問題だけでな

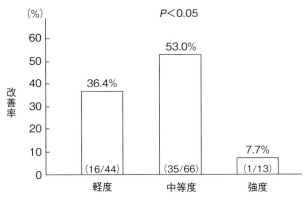

図3 内科領域の心身症におけるプラセボ効果(反応)と
患者の治療への期待度の関係[6]
中野重行ほか. 臨床薬理 1999；30：1-7.

く，同様のメカニズムが働いているものと考えられます。

　プラセボ効果（反応）はプラセボの価格によっても異なり，価格が高い方が鎮痛効果は出やすく，価格が安いと鎮痛効果が出にくいとの報告があります[8]。この所見も，高い価格により生じる「効くという暗示効果」ないしは，「効いてほしいという期待効果」を介して生じている現象だと考えられます。健康食品や化粧品についても，同じような現象がみられます。ジェネリック医薬品の使用に際しても，念頭に置いておくべきことだと思います。

3. 条件づけ

　パブロフの条件反射の研究がもとになって生まれた「パブロフ型条件づけ」（古典的条件づけ）では，犬に餌を食べさせる（無条件刺激）と唾液を分泌する（無条件反応）の組み合わせが普通の刺激と反応の関係ですが，餌を与えるときに音を聞かせることを繰り返すと，音を聞いただけで唾液を分泌するようになります。このような学習が成立したとき，

「条件づけ」（conditioning）が成立したと称しています。条件づけが成立したとき，音を条件刺激と称し，唾液を分泌するという条件反応が起こったことになります。

　鎮痛効果を指標にしたプラセボ効果（反応）の条件づけに関する研究は，痛みを誘発するための電気刺激を細かく調節できることから，数多くの実験研究が報告されています[9,10]。またその際に，脳内で機能する神経伝達物質の一つであるエンドルフィン（内在性オピオイド）の動態を指標として利用することもできるという利点が，鎮痛作用のプラセボ効果（反応）の研究にはあります。

　臨床における患者の治療場面では，生体の有する「自然治癒力」に基づく自然治癒傾向が認められることが多いので，医療というセッティング（患者は医療機関を受診し，医師の診察を受け，検査を受け，注射や服薬をするなど）の刺激を繰り返して受けると，これが条件刺激となって，自然治癒傾向に基づく生体反応（つまり，改善または治癒）とがセットになって，条件づけが成立することが考えられます。実際に，医療機関を受診して，治療を受けることにより，症状が軽快するメカニズムには，このような条件づけのメカニズムが働いている場合があると考えられます。

　なお，前項で記した暗示効果あるいは期待効果は，心理的な自覚的な側面から見たものであり，生体内では条件づけが成立している場合も考えられるので，医療の現場では暗示効果あるいは期待効果とある程度重なり合っている部分があるように思います。急性の暗示効果あるいは期待効果はさておいて，反復して刺激を受けるような場合には，重なり合っていて，お互いに完全に独立したものと考えることは難しいように思います。

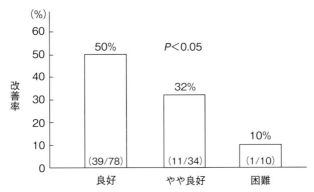

図4 内科領域の心身症におけるプラセボ効果（反応）と
医師患者間の信頼関係[6]

中野重行ほか. 臨床薬理 1999；30：1-7.

4. 患者と医療者の間の信頼関係

　前述した心身症を対象にした私たちのプラセボ投与群の改善率の成績
を，「医師-患者間の信頼関係」の程度で整理し解析しなおしてみると，
信頼関係が良好であればプラセボ投与群の改善率は高く，信頼関係が良
くないと，プラセボ投与群の改善率が低下することがわかります（**図
4**）[6]。このとき抗不安薬（ジアゼパム）投与群の改善率も同様に低下し
ています。この所見には，臨床効果に及ぼす医師-患者間の信頼関係の重
要性（つまり，良き信頼関係の構築に必須となるコミュニケーションの
重要性）が示唆されていると言えます。

　この所見から，「良き信頼関係」がプラセボ効果（反応）だけでなく，
各種の治療においても基本となる重要な役割を果たしていることが示唆
されます。

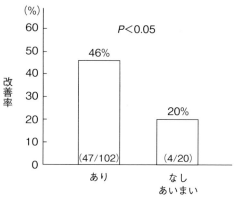

図5　内科領域の心身症におけるプラセボ効
　　　果（反応）と患者の治療意欲の関係[6]
中野重行ほか．臨床薬理 1999；30：1-7.

5. 患者の治療意欲

　同じプラセボ投与群の改善率の成績を，「治療意欲」の程度で解析し直してみると，治療意欲がある患者のほうが，治療意欲がないか，あいまいな患者と比較して改善率が有意に高いことがわかります（図5）[6]。

　患者の治療意欲を適度に高めるように支援することは，プラセボ効果（反応）を高めることになり，したがって薬物治療の臨床効果を高めるために治療意欲は有効に働くことが示唆されます。

6. 患者への適切な説明（服薬指導）

　患者にプラセボまたは薬物を投与するとき，その効果についての適切な説明をすることは，プラセボ効果（反応）または薬効を高めるのに役立つことを示す，私たちの臨床現場で得られた研究結果を紹介します[11]。

　歯科治療時に不安，緊張を経験する患者は多いのですが，その不安，緊張の程度を和らげるために，104名の歯科外来受診患者を対象にして，

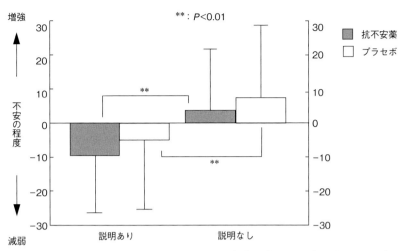

**図6 薬効に関する医師の適正な説明が外来歯科患者の不安の強さに及ぼ
す影響[11]**

ロラゼパム 0.5 mg またはプラセボを単回服用 35 分後,不安水準は STAI-S にて
測定

Nishikawa H, et al. Jpn J Clin Pharmacol Ther 2005 ; 36(2): 89-100.

4群に無作為にグループ分けし,プラセボまたは抗不安薬(ロラゼパム
0.5 mg)を盲検下において単回服用してもらいました。プラセボ投与群
と抗不安薬投与群のそれぞれのなかで,薬効について適正な説明をした
群と,説明なしでただ服用してもらった場合を設定しました。

　その結果,薬効について適正な説明をした群は,説明なしでただ服用
してもらった群と比較して,プラセボ投与群と抗不安薬投与群のいずれ
においても,不安の程度が有意に低下することが認められました(**図
6**)[11]。この所見は,暗示効果あるいは期待効果を反映したものと考えら
れますが,適切な説明の重要性を示しており,服薬指導に際しても有用
な情報になります。

　冒頭に紹介した**図1**をもとにして,本稿で記述してきた要因を加味し

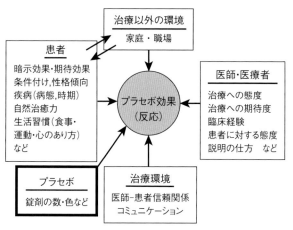

図7 プラセボ効果（反応）に関与する要因

たうえで，プラセボ効果（反応）に関与する要因を整理しなおすと，**図7**のような図ができあがります。

　プラセボ効果（反応）やその根底にある「自然治癒力」がサイエンスの土俵に乗り難いのは，あまりにも多要因によって影響を受けている現象であるからだと思われます。サイエンスの重視している再現性を保証することが難しいのです。つまり，プラセボ効果（反応）に関与することが明らかになっている特定の要因を，一つだけ取り出して操作的に動かすことが難しいことと，それらの要因の数量化が難しいためと考えられます。

　しかし，プラセボ効果（反応）はサイエンスで取り扱うことが難しい現象ではありますが，その研究は薬物治療を含む治療医学の領域においても，また臨床薬効評価の領域においても，依然として重要なテーマであり続けています。

6 対照群にプラセボを使用する際の基本的な考え方

　薬物による効果を科学的に評価するためには，薬物を投与しない群との比較が必須となります。その際に，被験薬そのものの効果を明らかにするためには，被験薬投与群の観察だけでは不可能であり，薬理作用を有すると考えられる被験薬の成分だけを除いたもの（これが「プラセボ」です）を対照群に投与して，これと比較する必要があります。

　非臨床試験の段階では，被験薬の薬効薬理試験や一般薬理試験で対照群（生理的食塩水や被験薬の溶解のために使用する溶媒などが使われます）を設定することなく，被験薬の薬理作用を議論することができないことを否定する人はいないと思います。科学の土俵でものを考える際に，人を対象にした臨床試験でも，事情は同じです。被験薬の有効性や安全性について科学的に信頼できる結論を得るためには，プラセボ対照群との比較は避けて通ることができません。

　しかし，対象が患者であるため，臨床試験でプラセボを対照群に使用することは，しばしば関係者を悩ますことになります。患者には最善の治療を受ける権利があります。健康人を対象にした臨床試験の初期の段階とは異なって，被験薬の効果と安全性は，臨床の現場で使用した際の，被験薬に対する被験者となる患者の反応を介してしか評価できないからなのです。

　以上のことを前提にしたうえで，対照群にプラセボを使用する際にはどのように考えたらよいのか，本章では，この問題を考えてみることにしましょう。

表1　臨床試験におけるプラセボの使用法

1. 健康人が対象の試験
2. 患者が対象の試験
   1) 治療期における使用：治療期における対照としてのプラセボの使用
      ①プラセボの単独使用
      ②標準薬に上乗せしたプラセボの使用
   2) 治療期前の観察期における使用：治療期の開始前の washout 用または症状の
      ベースラインを観察・確認するために使用
   3) 治療期後の観察期における使用：治療期の終了後に，たとえば退薬症状（with-
      drawal 症状）の評価のために使用

1. 対照群にプラセボを使用する際に考慮する必要のある要因

　臨床試験でプラセボを使用する際の議論が，しばしば混乱したり，錯
綜してくるのは，対照群にプラセボを使用する際の条件の整理があいま
いなままで，議論が行われることが多いからのように思います。そこで，
プラセボの使用に関する条件を整理しながら，この問題を考えてみま
しょう（**表1**）[1〜4]。

対象の種類による分類：対象が健康人か患者か

　1) 健康人：たとえば，一般に健康人を対象にした第Ⅰ相臨床試験で
は，プラセボ対照群を設定することに関する議論は，まず起こることは
ないと思います。

　2) 患者：医薬品に関する多くの臨床試験がこのカテゴリーに分類さ
れます。そして，プラセボ対照群を設けることに関する議論が生ずるの
は，ほとんどの場合患者を対象にした臨床試験です。

プラセボを使用する目的と臨床試験計画のなかでの時期による分類

1) 治療期におけるプラセボの使用

被験薬の効果を評価する際の対照群として，プラセボ対照群を設定する場合です。被験薬の臨床効果を評価するために必要な期間になるため，被験薬の種類にもよりますが，しばしば，何週間から何ヵ月という長期間にわたってプラセボを使用することになります。

この場合にも，次の二つのケースがあります。

①プラセボの単独使用

②標準薬に上乗せしたプラセボの使用

関係者を悩ませ，かつ議論が多く出るのは，①のプラセボの単独使用の場合です。

2) 治療期前の観察期におけるプラセボの使用

治療期の開始前に，それまで被験者となる患者が使用していた医薬品の使用を中止して，その影響を除くために体内から消失するのを待つ（つまり，washout する）ためか，または，被験者となる患者のベースラインとなる症状の種類と程度を観察・確認するためにプラセボを使用する時期を設定する場合です。1〜2週間という比較的短期間のプラセボの使用になることが一般的です。

3) 治療期後の観察期におけるプラセボの使用

被験薬の効果をみるための治療期が終了した後に，たとえば，退薬症状の出現の有無を評価するために，プラセボを使用する時期を設定する場合です。この場合は，1週間程度の比較的短期間のプラセボの使用になります。

このなかで，関係者を悩ませ，また，もっとも議論になることの多い「患者を対象にした治療期におけるプラセボの使用」，なかでも特に，「プラセボの単独使用」に焦点を絞って，考えてみたいと思います。

表2　臨床試験の治療期におけるプラセボの単独使
用に際して考慮すべき事項

1. 臨床試験で有効性の実証された標準薬が存在するか？ （Established drugs?） 2. 患者の被る可能性のあるリスクの程度は？ （Risk of patients?）

表2　臨床試験の治療期におけるプラセボの単独使用に際して考慮すべき事項

2. 臨床試験で有用性の実証された標準薬の有無と被験者の被るリスクの程度による分類

　患者を対象にした治療期におけるプラセボの単独使用では，何を基準にして，どのようなことを考える必要があるのでしょうか。この際に考慮する必要のある重要な条件として，（1）臨床試験で科学的に有用性の実証された標準薬（established drug）の有無，（2）プラセボを単独で使用する際に，被験者が被る可能性のあるリスク（risk of patients）の程度，の2点をあげることができます（**表2**）[1~4]。

　この2点を考慮して，プラセボが単独使用される臨床試験を大きく分類すると，**図1**のようになります。横軸は「標準薬の有無の軸」で，縦軸は「被験者の被る可能性のあるリスクの程度の軸」です。A，B，C，Dのいずれの場合にも，対照群にプラセボを使用することは科学的な見地からは必要ですので使用したいのですが，A，B，C，Dの間では**図1**のようなニュアンスの差があります。

　もちろん，以下の議論は被験者となる患者はプラセボの使用について十分理解したうえで，自発的な意思に基づいて参加していることを前提としています。自分のためになるかどうかということよりも，次の世代，つまり自分の子供たちが恩恵を受けるかもしれない「より質の高い医療」を指向して，創薬ボランティアまたは育薬ボランティアとして参加するということを前提とした議論です。

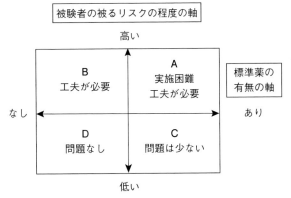

図1　臨床試験の治療期におけるプラセボの単独使
用に際して考慮したい要因

　ここでは，「ボランティア」の二つの意味（「自発的な意思で参加する」
と「他人のためになる奉仕活動をする」という意味）が，両方とも満た
されている状況を想定しています。本来，患者の方々に臨床試験の被験
者として参加していただく際には，そのような気持ちが生まれているこ
とが理想であろうと思います。

　まず，標準薬と考えてもよい医薬品がまだ存在せず，しかもプラセボ
の単独使用により被験者の被るリスクが低い場合（**図1**の**D**の領域）に
は，プラセボの使用がもっとも問題なく可能になります。たとえば，経
口糖尿病薬のアカルボースが出現してきたときや，認知症治療薬等がこ
のカテゴリーに入ります。
　次に，たとえ標準薬といえる医薬品が存在していたとしても，プラセ
ボを単独使用することによる被験者の被るリスクが低い場合（**図1**の**C**
の領域）には，一般に，あまり難しい議論にはなりません。すでに存在
している標準薬との比較をすることは，患者にとっても，臨床医にとっ
ても必要かつ有益な情報を得られることになるので，被験薬，標準薬，

プラセボの3群間での比較を行う試験デザインも考慮する必要があります。たとえば，高脂血症治療薬，抗不安薬，睡眠薬，鎮痛薬などがこのカテゴリーに入ります。

プラセボを単独使用する際に被験者の被る可能性のあるリスクの程度が高くなるほど，プラセボの単独使用が困難になってきます。被験者となる患者の被る可能性のあるリスクの高い場合で，かつ標準薬と考えられる医薬品がない場合（図1のBの領域）と標準薬と考えられる医薬品がすでにある場合（図1のAの領域）には，このカテゴリーのなかに治療法を誤ると命にかかわるような重篤な病態（たとえば，急性期の心筋梗塞治療薬等）を対象にした臨床試験が入ってくるため，倫理的見地からの議論も多く，被験者の保護（安全性）を十分考えた試験デザインを工夫する必要があります。

試験デザイン上の工夫としては，前もって被験者の安全性を確保できる基準を作っておいて，この基準を超える病態の変化が生じて被験者の安全性に懸念が生ずる際には，速やかに中止して試験から脱落させる（fail-safe protocol），またはプラセボから他の治療法へ切り換える（rescue-medicine protocol）等の試験実施上の工夫が必要となります。その際，他の標準的な治療法に切り換えざるをえなくなるまでの期間等を指標にして，試験薬投与群間の比較をすることも可能です。そのような工夫が不可能な場合には，一般に行われている治療法（たとえ標準的治療ではないにしても）に上乗せする方式（add-on protocol）を採用せざるをえなくなります。

臨床試験の実施に際して全般的に言えることですが，被験者が被る可能性のあるリスクは，被験者にだけ背負わせるのではなく，臨床試験を実施する試験チーム全員で背負う姿勢と覚悟が，臨床試験チームのメンバーにとって重要となります。

現実の臨床試験の現場においては，患者の疾患と薬物の種類の組み合

わせによっては，**図1**に示すような四つの区画のどこかに分類しようと
しても，判断に苦しむ場合も出てきますが，この図はプラセボの使用の
是非・その使用に関する議論を整理して考える際に，大まかな目安にな
るのではないでしょうか。

　治療期における対照群としてプラセボの単独使用が必要な場合には，
被験者となる患者の安全性を考慮した試験デザインを工夫する必要があ
ります。また，対照群にプラセボの単独使用を行う臨床試験では，被験
者への説明の際に特別な配慮が必要になります。プラセボが試験期間中
のある時期に投与されることを，被験者に説明すること自体が，プラセ
ボを使用する本来の意義を損なってしまう場合には，プラセボの使用さ
れる時期についての説明のしかたについて工夫が必要になってきます。
これらの点については，次章で取り上げます。

プラセボ対照群を使用する臨床試験を実施する際の工夫と留意点

　薬物の有効性を科学的に評価するためには，薬物を投与しない群との比較が必須となります。信頼できる結論を得るためには，被験薬投与群の観察だけでは不十分であり，プラセボ対照群との比較が必要になるのです。プラセボには薬理学的に活性を有さない種々のものが使用されていますが，理想をいえば，薬理作用を有すると考えられる被験薬の成分だけを除いたものを対照群に投与して，被験薬投与群とこれを比較する必要があります[1~2]。

　しかし同時に，臨床試験でプラセボを対照群に使用することは，被験者が不利益を被ることにならないのかという点で，しばしば関係者を悩ますことになります。この悩みは，臨床試験の対象が主として患者であることから生まれることが多いのです。当然のことながら，患者には最良の治療を受ける権利があり，医療者も患者に対して最良の医療を提供したいと考えている医療の現場で，臨床試験が行われることが一般的だからです。被験薬の有効性と安全性を評価するためには，医療の現場で使用した際の，被験薬とプラセボに対する患者（被験者）の反応を調べて比較するしか方法がないからなのです。

　以上のことを頭に置いたうえで，対照群にプラセボを使用した臨床試験を実施する際には，いったいどのような工夫と配慮が必要になるのでしょうか。本章ではこの問題を考えてみることにしましょう。

1. 対照群に使用するプラセボとして必要となる条件

　一般に，対照群に使用されるプラセボとしては，薬理学的に活性を有さないものが使われてきました。古くは，主として乳糖やでんぷんを含

表1　対照群に使用するプラセボとして必要となる条件

1. 次の点で識別できないこと（複数検査者の判定による）
    a）形
    b）大きさ
    c）表面の色
    d）表面の感触
    e）重さ
2. 次の点で可能な限り類似していること
    a）舐めた時の味
    b）噛んだ時の味
    c）内容の色
    d）内容の感触
    e）匂い
3. 外面にも内容にも識別できる印をつけないこと

有する錠剤やカプセル，生理的食塩水の注射液などでした。近年になると，被験薬のなかから有効成分と考えられているものだけを含有しないようにした錠剤・カプセル・注射液が使われることが多くなっています。

　プラセボを作成する際には，複数の検査者による，形，大きさ，表面の色，表面の感触，重さについての識別試験を被験薬とのあいだで行い，識別できないようにすることが重要になります。舐めたときの味，噛んだときの味，内容の色，内容の感触，匂いができるだけ似ていること，箱などの容器の外面や内容にも，区別のつくような違いがないことが必要です。

　つまり，プラセボを使用する場面は，被験者のみが盲検下になる「単純盲検法」か，被験者と試験担当者の双方が盲検下になる「二重盲検法」を採用して実施する臨床試験になりますので，識別が不可能であることについて，ある一定の基準を満たしていることが求められるのです（**表1**）。

　いろいろな種類のプラセボのなかで理想的なものは，被験薬の薬理学

的活性を有する成分だけを除いた錠剤・カプセル・注射液です。なぜか
というと，識別不能性の点からも，被験薬の主成分以外は同じであるこ
とが望ましいからです。また，薬理学的に活性を有さないと考えて使用
されてきた乳糖についても，日本人に比較的頻度の高い乳糖不耐症の方
では消化器症状などが出現することもありうるのです。

2. 試験デザイン上の工夫と留意点

　臨床試験の対象は健康人か患者ですが，本章では患者を対象にした医
薬品の臨床試験に焦点を絞ります。プラセボ対照群を設けることに関す
る議論が生じるのは，患者を対象にした臨床試験がほとんどだからです。
　さらに，治療前期や治療後期ではなく，治療期におけるプラセボの使
用に焦点を当てます。多くの関係者を悩ませ，かつ議論が出やすいのは，
被験薬の有効性と安全性を評価する際の対照群として，プラセボを単独
使用する場合です。そこで，「患者を対象にした治療期におけるプラセボ
の使用」，なかでも，とくに「プラセボの単独使用」に焦点を絞ります。
　第6章で記したように，（1）臨床試験で有効性の実証された標準薬が
存在しているかどうか，（2）プラセボを単独で使用する際に被験者が被
る可能性のあるリスクが高いかどうか，といった二つの特性を指標にし
て，プラセボを使用する臨床試験を大きく四つに分類することができま
す。
　横軸に，臨床試験で有効性の実証された標準薬があるかどうか，縦軸
に，プラセボを単独で使用する際の，被験者が被る可能性のあるリスク
の程度をとります。ここでは，臨床試験で有効性の実証された標準薬が
ある場合を「1」，ない場合を「2」とします。また，プラセボを単独で
使用する際に，被験者が被る可能性のあるリスクの程度が高い場合を
「A」，低い場合を「B」とします（図1）。そうすると，この2点を考慮
してプラセボを単独で使用する臨床試験は，**図1**のように四つに分類で

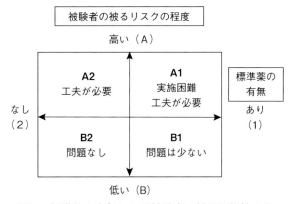

図1 標準薬の有無および被験者の被る可能性のあるリスクの程度から見たプラセボ対象群を使用した試験の分類

きます。「A1」「A2」「B1」「B2」のいずれの場合にも，対照群にプラセボを使用することは，科学的な見地からは必要なので使用したいのですが，「A1」「A2」「B1」「B2」のあいだには実施上の困難さという点で，第6章でも説明したように，**図1**のようなニュアンスの差が生まれます。

　まず，標準薬と考えてもよい医薬品がまだ存在せず，しかもプラセボの単独使用により被験者の被るリスクが低い場合（**図1**の「B2」の領域）には，プラセボの使用はもっとも問題なく可能になります。たとえば，軽症糖尿病を対象とする経口糖尿病薬のアカルボースが登場したときや認知症治療薬などがこのカテゴリーに入ります。

　次に，たとえ標準薬といえる医薬品が存在していたとしても，プラセボを単独使用することにより被験者の被るリスクが低い場合（**図1**の「B1」の領域）にも，一般にあまり難しい議論にはなりません。この場合，プラセボ投与群との比較だけでなく，すでに存在している標準薬との比較をすると，患者にとっても臨床医にとっても必要かつ有益な情報が得られることになるので，被験薬，標準薬，プラセボの3群間での比

表2　プラセボ対照群を使用した臨床試験を実施する際の工夫

A. プラセボ対照試験を可能にするための試験デザイン上の工夫
　　1. 早期回避デザイン（Early escape design）
　　2. 救済治療デザイン（Rescue-medicine design）
　　3. 上乗せデザイン（Add-on design）
　　4. 長期投与試験：プラセボ対照群の救済として
B. その他の試験デザイン上の工夫
　　5. 被験薬の極小用量と比較する試験デザイン
C. プラセボ対照群との二重盲検比較試験ができない場合の実施上の工夫
　　6. PROBE 法

較を行う試験デザインは考慮するに値します。たとえば，脂質異常症治療薬，抗不安薬，睡眠薬，鎮痛薬などがこのカテゴリーに入ります。

　プラセボを単独使用する際に，被験者の被る可能性のあるリスクの程度が高くなるほど，プラセボの単独使用が難しくなってきます。被験者となる患者の被る可能性のあるリスクが高く，かつ標準薬と考えられる医薬品がない場合（図1の「A2」の領域）と，標準薬と考えられる医薬品がすでにある場合（図1の「A1」の領域）には，被験者の保護（安全性）を十分考えた試験デザインを工夫する必要があります。なぜなら，このカテゴリーには，治療法を誤ると命にかかわるかもしれない，重篤な病態（たとえば，急性期の心筋梗塞等）の患者を対象にした臨床試験が入ってくるため，倫理的見地からの議論も多くなるためです。以下に試験デザイン上の工夫をいくつか紹介します（表2）。

　有効性を評価する時期である「治療期」に，ランダム化によってプラセボが投与される被験者が不利益にならないように，被験者を保護することによって，プラセボを単独で対照群に使用することが可能な試験デザインは，表2の「1」と「2」です。「1」と「2」の違いは，標準薬（あるいは標準的治療法）が存在するかどうかにより決まります。「3」は標

準薬がある場合に上乗せするデザインです。「4」は「治療期」が終了した際に，プラセボか被験薬のいずれかが投与された被験者（つまり被験者全体）に対して，希望があれば継続して長期に被験薬を使用できるようにするものです。「5」はプラセボのかわりに被験薬の極小用量を使用するデザインです。「6」はプラセボ対照群との二重盲検比較試験が実施できない場合に信頼性の高いデータを得るための実施上の工夫です。

早期回避デザイン（Early escape design）

これは「Fail safe protocol」です。前もって被験者の安全性を確保できる基準を作っておいて，この基準を超える病態の変化が生じて被験者の安全性に懸念が生ずる際には，すみやかに中止して試験から脱落させる方法です。

フェイルセイフ（fail safe）とは，なんらかの装置やシステムにおいて誤操作や誤動作による障害が発生した際に，つねに安全側に制御できるようにすること，またはそうなるような設計手法のことをいいます。この考えは装置やシステムは必ず故障するということを前提にしたものです。たとえば自動車はエンジンが故障した場合に，回転が停止するようになっていれば車自体が止まって安全を確保できます。このような故障モードに自動的に落とし込む設計がフェイルセイフとなります。「ヒューズ」も過電流が流れれば自身が焼けることで，それ以上の過電流による基盤等の焼損や出火を防ぐ点から，一種のフェイルセイフです。道路の交通信号でも，故障や停電をした場合には，赤点滅と黄点滅をそれぞれの道路に表示して交通の安全と円滑を確保しています。医療機関における手術中の停電の際の「非常電源の確保」も，同じ考えにもとづいた対策です。

早期回避デザインは，**図1**のすべての領域のプラセボ対照比較試験で使用できますが，とくに「A2」で有効に働きます。また，事前に規定した基準による早期回避を必要とするまでの期間を被験薬投与群とプラセ

ボ投与群の間で比較すると，被験薬の有効性を示す際の参考資料になります。

救済治療デザイン（Rescue-medicine design）

前もって被験者の安全性を確保できる基準を作っておき，この基準を超える病態の変化が生じて被験者の安全性に懸念が生ずる際には，すみやかにプラセボからほかの治療法へ切り替える方法です。救済治療(rescue medicine) とは，気管支喘息の治療を例にとれば，急性喘息発作症状を早急に改善する薬物（β-アドレナリン作動薬など）です。つまり，気道の平滑筋を弛緩させる即効性の気管支拡張薬です。

救済治療デザインは，臨床試験で有効性の実証された標準薬が存在している場合でないと採用できませんので，図1の「A1」と「B1」の領域にあるプラセボ対照比較試験で使えますが，なかでも，とくに「A1」で有効に働きます。

また，事前に規定した基準にもとづいて，標準的治療法に切り替えざるを得なくなるまでの期間を被験薬投与群とプラセボ投与群の間で比較すると，被験薬の有効性を示す際の参考資料になります。

上乗せデザイン（Add-on design）

臨床試験で有効性の実証された標準薬が存在する場合に，この標準薬をベースに使用して，被験薬かプラセボを上乗せして使用し比較する方式をいいます。したがって，標準薬が存在している場合（図1の「A1」と「B1」の領域）に適応があります。

ときには，標準薬がまだない場合でも，一般的に使用されている治療法に被験薬とプラセボを上乗せする方式を取らざるを得ないこともあります。

上乗せデザインを採用して得られた結果は，ベースに使用した標準薬と被験薬の併用時の効果を見ているのであって，被験薬の単独投与時の

効果を見ているわけではないので，結果の過度な一般化をしないように
注意する必要があります。

長期投与試験

　プラセボ対照群を設けたランダム化比較試験で，被験薬の投与になっ
た患者にくらべて，プラセボ投与となった患者がとくに不利益を被ると
考えられる場合に，治験終了後に希望者には被験薬を使えるようにする
方法です。たとえば，有効な治療薬がまだ存在しない難治性疾患の治験
で採用されることがあります。被験薬は，まだ治験薬の段階にあるので，
通常の治験が終了した後に引き続いて希望者に対して「長期投与試験」
を組むことにより，被験薬を使用できるようにする方法です。

　このような「長期投与試験」には，二つの意義があります。第一の意
義は，プラセボ投与群に入った患者だけでなく，被験薬投与群に入った
患者に対しても，治験という限られた期間だけでなく，治験終了後も長
期にわたって，可能であれば被験薬の製造販売承認が得られるまで使用
できるので，改善が認められた場合に，被験者となった患者の救済がで
きる点です。第二の意義は，治験終了後から製造販売承認までの期間に
長期投与試験の成績を集積することにより，製造販売承認が得られて医
療の現場で実際に使用される際には，その有効性・安全性や使用法に関
する有益な情報がより多く得られているので，より合理的な使用法がで
きるという点です。

極小用量と比較するデザイン

　被験薬の複数用量を使用した用量群間の比較は，至適用量を明らかに
する段階である第Ⅱ相試験で行われることが一般的ですが，被験薬の用
量をさらに下げて極小用量を選び，これをプラセボのかわりに使用し
て，この極小用量と被験薬の通常用量の比較を行う方法です。

　この方法のポイントは，被験薬の極小用量をどのように決めるかにあ

ります。薬理作用がある程度期待される用量であれば，盲検性の確保の
点では好都合ですが，この極小用量群に比較して，通常用量群の有効性
が統計学的に有意に優れることを示すためには，被験者の数を増やす必
要が生じます。しかし，逆に薬理作用がまったく期待できない極小用量
を選ぶのであれば，論理的にも倫理的にも，プラセボを使用したほうが
なにかとスッキリする感じがします。

PROBE 法

　PROBE 法とは，「Prospective randomized open blinded endpoint」の略
のことです。つまり，盲検下での臨床試験の実施が難しく，オープン試
験とならざるを得ない場合に，客観性を維持するために，ランダム化を
行ったうえで，エンドポイントの評価の部分を割付の内容を知らされて
いない独立した研究者が実施する方法です。

　しかし，論文のなかでは「PROBE 法を採用した」と記載されていて
も，実際に盲検下に置かれた独立した研究者の盲検性が，維持できたか
どうかが明らかになっていない論文が多いように思います。盲検下に置
かれた独立した研究者の盲検性を維持するためには，十分な配慮とエネ
ルギーが必要になります。そこで PROBE 法の実施にあたっては，品質
管理（Quality control）と品質保証（Quality assurance）の対策を考えて
おくことをお勧めします。

3. プラセボを使用することにより被験者が被る可能性のあるリスクを，臨床試験チーム全体で背負う姿勢の重要性

　プラセボを使用することにより被験者の被る可能性のあるリスクが高
い場合には，そのリスクを被験者だけに背負わせるのではなく，臨床試
験チームのメンバーが一丸となって一緒に背負うという覚悟と，それが
可能になる体制作りが必要になってきます。

そのためには，臨床試験実施全期間を通じての被験者のきめ細かい観察が必要になります。したがって，被験者の外来受診の頻度をきめ細かく適切に設定する必要があります。リスクが高くなれば，当然のことながら入院して試験を実施することが必要になります。

また，重篤な有害事象が生じた場合の 24 時間対応可能な体制作り（担当者と連絡先）が必須となります。救急医療の整備または救急医療との連携は必須事項です。予測できる重篤な有害事象に対しては，重篤になる前の比較的初期に出現する自覚症状を被験者に十分説明したうえで，早めに報告してもらうようにして予防することが重要になります。重篤になる前の他覚所見についても，臨床試験チームのメンバーが早めに見つけて，重篤な有害事象になる前に予防する心がけと準備が重要です。

4. 被験者へのプラセボの説明のしかた

対照群にプラセボの単独使用を行う臨床試験では，被験者への説明の際に特別な配慮が必要になります。

プラセボの説明に際しては，被験薬とプラセボに関する説明の順序はとても重要です。被験薬のために受ける可能性のある恩恵から説明をはじめて，患者サイドがその治験への期待感をもったところで，後からプラセボ投与群の話が出てくると，肩透かしを食らったような雰囲気になり，プラセボの説明に難渋することになりがちです。最悪のパターンでは，言い訳のような雰囲気の説明になってしまいます。

そこで，被験薬投与群とプラセボ投与群はそれぞれ二分の一の確率になっている，あるいは三分の一の確率になっているなどということを，被験薬の詳しい説明が行われる前の比較的早い段階で話しておくことが望ましいのです。

プラセボについて説明する側が，「効かない薬」と説明する場面を見かけます（図2）。この説明には，「効かない」という説明と「薬」という

図2　同意説明文の例（1）：ときに見かける説明文の例

　説明の2ヵ所に誤りがあります。実際には，プラセボ群でもある程度の改善が認められることが一般的です。したがって，「プラセボ投与に起因する改善はない」という因果関係の意味で「効かない」という言葉を使っている場合には，科学的には正しい表現といえますが，「症状や病状が改善しない」という意味で使っているのであれば，正しくはない表現になります。

　ランダム化によりプラセボ投与群に当たった被験者は，残念ながら「症状や病状は改善しない」と断定的に説明しているのを見かけることもありますが，これは臨床試験担当者の理解不足にもとづいた説明です。プラセボ対照群の設定されている臨床試験では，「何か申し訳ないことをしている」といった雰囲気が漂ってくることがあるのですが，これも同じ心理状態から生じている現象のように思われます。

　また，プラセボを「薬」として説明することも，有効性と安全性がすでに確認されている化学物質（これが「薬」です）と誤解されかねない表現なので，適切とはいえないのです。

　プラセボの説明としては，「被験薬ABCの成分を含まない錠剤（または，カプセル，注射液など）」または「被験薬ABCのなかの薬理学的活性を有する成分を含まない錠剤（または，カプセル，注射液など）」といった表現がより適切だと考えられます（図3）。なお，「被験薬ABCの有効成分を含まない錠剤」という表現を見かけることがありますが，治

〜 被験薬 ABC を含有する錠剤と，これを含有
しない錠剤（プラセボ）の 2 種類のいずれかを，
1 日 1 回 1 錠（朝食後），6 週間飲んでいただ
きます。〜

または，

〜 被験薬 ABC の錠剤と，被験薬中の薬理学的
活性を有する成分を含まない錠剤（プラセボ）
の 2 種類のいずれかを，1 日 1 回 1 錠（朝食後），
6 週間飲んでいただきます。〜

図 3 同意説明文の例（2）：より適切な説明文の例

験段階にある場合にはまだ有効性が実証される前の段階ですので，「有
効成分」という言葉は不適切となるのです。

また，プラセボについて，「暗示効果（あるいは，それを除くため）」
として説明している説明文書をときどき見かけますが，プラセボ効果を
暗示効果だけで説明するのは間違いです。そこで，本書の中ですでに記
したように，構造的理解の図を入れて説明すると，より適切なプラセボ
の説明ができるようになります。

私は，説明文書のなかでのプラセボの説明は，必要不可欠な情報を簡
潔に記載することでよいと思っています。さらにより詳しい説明が必要
な場合には，図 4 を手元に持ち，相手の理解度に応じて，相手の抱く疑
問や質問にわかりやすく図で説明するというスタイルにするのが現実的
な気がします。どうしてもこのスタイルでは不十分と感じられる場合に
は，図 4 を説明文書のなかに加えて図示して，プラセボの必要性につい
ての説明を加えることをお勧めします。

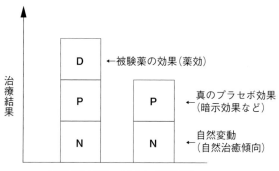

図4　プラセボについての適切な説明をする際に使
　　　用することのできる構造的理解の図
D＝Drug effect（薬物に起因する効果），P＝Placebo
effect（プラセボに起因する効果），N＝Natural course
or natural fluctuation（自然経過または自然変動の影響：
自然治癒傾向を含む）

　以上のように，プラセボの説明に際しては，中途半端な説明をして患
者のプラセボに関する正しい理解を妨げ，かえって混乱させるようなこ
とにならないように，十分な配慮が必要になります。

　なお，プラセボが試験期間中のある時期に投与されることを説明する
こと自体が，プラセボを使用する本来の意義を損なう場合には，プラセ
ボが使用される時期の説明のしかたを工夫する必要があります。具体的
には，次のような場合には，プラセボを使用する時期についての明確な
説明ができません。なぜなら，被験者が知ってしまうと，プラセボを投
与する意味がなくなってしまうからです。
　たとえば，「治療期前の観察期」におけるプラセボ使用の場合です。治
療期の開始前に，それまで被験者となる患者が使用していた医薬品の使
用を中止して，その影響を除くために体内から消失するのを待つ（つま

り使用していた薬を washout する）ためか，または，被験者となる患者
のベースラインとなる症状の種類と程度を観察・確認するために，プラ
セボを使用する時期を設定する場合です。また，「治療期後の観察期」に
おけるプラセボ使用の場合も同様です。被験薬の効果をみるための治療
期が終了した後に，退薬症状の出現の有無を評価するためにプラセボを
使用する時期を設定する場合などです。いずれも，1～2週間という比較
的短期間のプラセボの使用になることが一般的です。

　なお，健康人を対象にしたプラセボ効果（反応）に関する実験心理学
的研究を行う際には，事前にプラセボであることを説明することはしま
せん。プラセボを使用していることを説明すると，プラセボを使用する
意味がなくなってしまうからです。このような場合には，試験が終了し
た直後，被験者の方々に研究の真の目的と，使用したのはプラセボで
あったことを説明することになります。この場合には，研究計画書にそ
の旨を記載して，事前に研究倫理審査委員会の承認を受けることが，当
然ですが必須となります。

　最後に，プラセボ投与群に入ることになる場合も含めて，臨床試験の
被験者になることにより得られる可能性のある恩恵として，次の二つを
説明文書に記載することは，今後行ってもよいのではないかと思います。

　第一に，通常よりも詳しい臨床検査を受けることにより自分の健康状
態を知ることができる可能性があること。第二に，未来の患者のよりよ
き治療に貢献するチャンスを得ることができることです。

　これらは，欧米で実施する医薬品の臨床試験で使用する英文の説明文
書のなかで見かけたものです。最初は抵抗感を抱く方もおられるかもし
れませんが，この二つは事実としてありますので，わが国内でも説明文
書のなかに書き加えてよいものだと思います。

8 プラセボ対照二重盲検比較試験における盲検性の水準とその確保

　被験者のみならず，研究者の先入観による評価の歪みを取り除くためには，二重盲検法を採用する必要があります。そのために，医薬品の臨床試験では，プラセボ対照群を設定したランダム化比較試験（RCT）を行いますが，使用するプラセボには必要とされる条件があります。対照群にプラセボを使用する場面は，被験者のみが盲検下になる「単純盲検法」か，被験者と研究者の双方が盲検下になる「二重盲検法」を採用して実施する臨床試験です。そこで，プラセボには，識別が不可能となるようなある一定の条件を満たしていることが求められるのです。

　プラセボに必要な条件としては，薬理学的に活性を有さないことはもちろんですが，被験薬との間で，形，大きさ，表面の色，表面の感触，重さについて，複数の検査者による識別試験を行い，識別できないことが必要です。また，舐めた時の味，噛んだ時の味，内容の色，内容の感触，匂いが，できるだけ似ていることも重要です。さらには，箱などの容器の外面にも，区別のつくような違いがないことが必要なのです。

　したがって，理想的なプラセボは，被験薬の錠剤やカプセルの内容から「薬理学的に活性を有する化学物質」を取り除いたもの，ということになります。しかし，「薬理学的に活性を有する化学物質」そのものに，色がついていたり，味や匂いに特徴がある場合には，ことはそう簡単ではなくなってきます。また，被験薬とプラセボは元々異なっているものなので，詳細に比較すればするほど識別できてしまうことも起こりうるのです。

　「色眼鏡効果」というバイアスを取り除いて信頼性の高い評価をするために，プラセボを使用する対照群を設けるわけですが，種々の情報を手

がかりにして，使用薬剤に関する盲検性が守られにくいことが生じる可
能性はないでしょうか。つまり，試験の手続きとして盲検法が採用され
た場合であっても，たとえば，被験薬とプラセボの間の物性の違いや，
被験薬の薬理作用に起因する被験者の反応などを手がかりにして，患者
が使用している薬剤がどちらの薬剤であるかがわかってしまうことが起
こりえないのでしょうか。本章では，このようなプラセボ対照群を設定
した比較試験における，使用薬剤の「盲検性」の問題を考えてみたいと
思います。

1. 被験薬の特性以外の要因から薬剤の盲検性に問題が生じ
たケース

　わが国の治験の現場に，まだコントローラーという名の役割があった
時代の話です。コントローラーは治験が信頼できるかたちで行われるよ
うに，治験依頼者側と治験担当医師側の間で中立的な立場に立って，治
験実施計画書の作成，治験薬剤の割付け表の作成と保管，治験薬剤の割
り付けの実施，結果の統計解析などについてアドバイスをするという役
割を担っていました。といっても，個々のコントローラーの専門領域，
実施する治験の種類，治験担当医師グループの専門領域，あるいは治験
依頼者の意向により，多岐にわたる役割のそれぞれの比重は，コント
ローラーにより異なっていたのが実情でした。しかし，今でいう薬剤割
付け責任者としての役割は，すべてのコントローラーが担っている共通
したものでした。

　時はまだ，昭和の終り頃だったと思いますが，某製薬会社からコント
ローラーの依頼を受けました。工場に出かけて行き，治験薬の入った何
百個という箱を並べ，事前に作成していたランダム化（無作為割り付け）
のための「薬剤割り付け表」にしたがって，個々の箱に薬剤番号（X組
Y番）を記入していました。そのとき，被験薬の箱とプラセボの箱では

表面のラベルに微妙な差があることに気がつき，「何となくわかりそう
な感じ」がしてきたのです。さらに割り付けを進めていくうちに，私に
は「何となくわかりそうな感じ」が「わかる」という確信にまで至った
ため，割り付けを終了した時点で，依頼者である製薬会社の開発責任者
にこのことをお話しました。そして，どの組でもよいので任意に一組（1
組10例くらいだったと思います）を抽出してもらい，当日担当された
方々の目の前で，どちらの薬剤かを私が推測し，薬剤割り付け表と照合
したところ，100％的中したのです。

　つまり，どちらの薬剤かということが，箱を見ただけで識別できてし
まったのです。さすがに開発責任者はショックを受けた様子でしたが，
同一の箱を使用していても箱の外観から識別できるので，盲検性が保た
れないことになり，二重盲検法は成立しないことを理解していただきま
した。そして，もう一度薬剤の割り付けをやり直しましょう，というコ
ントローラーの提案をすぐ受け入れていただきました。決断後のこの責
任者の動きは敏捷なものでした。その日割り付けた，薬剤を詰めた箱を
すべて焼却炉に入れて，私の目の前で焼きつくしたのです。幸いにして，
薬剤そのものは工場にまだ余分が残っていたため，急遽，治験薬剤の箱
詰めからやり直し，翌日，治験薬の割り付けを完了したのでした。

　問題はなぜ識別不能性が守れなかったのか，ということですが，次の
ことがわかりました。治験薬剤を箱詰めし，被験薬の入った箱の山とプ
ラセボの入った箱の山を作ったのち，それぞれ別の女性社員が担当して
箱の上にラベルを貼って，薬剤割り付け作業日に備えたのだそうです。
もちろん，ラベルの貼り方は事前に厳密に決めてから始めたはずです
が，ラベルを貼る際にわずかな人間の癖が出てしまったのです。それ以
降，治験薬を入れた箱の上にラベルを貼るのはやめて，箱の表面に印刷
した同じ箱を使用するように手順が改善されました。

　この製薬会社では，それまでずっとこの方法で治験薬剤の割り付けを
行ってきたそうですが，私がコントローラーを務めた際にこのような問

題点が明らかになったので，その会社の開発部からは怖がられたのか，私に薬剤割り付けの依頼がくることはなくなりました。

　しかし，時が流れ，十年以上も経ち，私の勤務先が大分大学に変わってから，その会社の開発部から久し振りにコントローラーの依頼がきたのです。そこでわかったのですが，上記の事件は，その会社の開発部ではずっと語り継がれており，この失敗を教訓にして，その後は単に薬剤の割り付けに限らず，医薬品開発のノウハウについて改善に改善を重ねたそうです。そして，開発部のメンバーとして自信をつけたので，再び，私に挑戦するつもりでコントローラーを依頼してきたのだということを担当者は語ってくれました。

　つまり，上記のような失敗から「細部まで大切にする！」という教訓を学んだことにより，この会社の開発部がその後育っていく基盤になったのだそうです。人生においても，何事においても，失敗から学ぶことはとても大切なことだということを教えてもらいました。

2. 被験薬そのものの特性から薬剤の盲検性に問題が生じる可能性

被験薬の物性としての特徴に起因したケース

　これももう相当前の話になりますが，ある治験でコントローラーとして薬剤割り付けをする前に，治験薬剤の識別性についてのチェックをしていたときのことです。たまたま，窓にかかっていたカーテンの隙間から，太陽の光が差し込んで，識別テストをするために紙の上に広げていた治験薬剤の粉末に，光が斜めに当たったのです。そのとき，二つの治験薬剤の間に，結晶形の違いがあるためか，光の反射のしかたが異なっており，視覚的に識別可能なことがわかってしまったのです。

　このときは，治験薬の物性の違いはどうすることもできないということで，同一の種類のカプセルに充填して，さらに，カプセルを開けにく

いように工夫し，また開けないように留意することで，実際の治験の際に使用するという対応策をとることにしました。

漢方薬の比較試験：通常用量と極低用量の間での盲検性の問題

　平成の時代に入って，漢方薬の再評価のための臨床試験が行われたときのことです。一般に，漢方薬は独特の匂いがあるためプラセボが作製できません。しかし，行政的な指導もあったのでしょうか，常用量の1/20を含む「極低用量」をプラセボに近い用量とみなし，この極低用量を対照群に使用して，二重盲検法で比較して優位性を示すという臨床試験が一時期国内で広がりました。某製薬会社から，私のところにもこの種の臨床試験のコントローラーの依頼がありました。

　常用量の1/20という数字が，どのような根拠で出てきたのかは知りませんが，これをプラセボに近い用量であると考え，しかも漢方薬独特の匂いも保持しているので盲検法が使用できそうだと考えたのではないかと想像しました。したがって，製薬会社としては「二重盲検法」として比較試験をしたいということでした。私の印象では，常用量と極低用量の薬剤間で識別性テストを行ってみないと，二重盲検法が採用できるかどうかはわからないので，まず識別テストを行うことを提案しました。識別不能であれば「二重盲検比較試験」としてもよいが，識別可能であれば「二重盲検法」を使用したとは言えないので，「ランダム化（無作為化）比較試験」として実施することになると考えます，と製薬会社の担当者に話しました。そして，次のような識別テストを私のところで実施したのです。

　漢方薬の常用量の入った「試験管A」と極低用量（常用量の1/20量含有）の入った「試験管B」を作製しました。各検査者ごとに12個の試験管（AとBの比率は，6：6，5：7，7：5が混在）を準備して，各検者には「AとBの比率は必ずしも6：6ではない」ことを告げました。まず，識別テストの冒頭で，常用量と極低用量のそれぞれが入った2本

表1 ある漢方薬の常用量と極低用量（常用量の 1/20 用量）の比較試験における薬剤の盲検性に関する検討結果（1）

実際の薬剤名	推測した薬剤名				
	A		どちらかわからない	B	
	確信あり	たぶん		たぶん	確信あり
常用量（A）(n=60)	18	24	2 (3.3%)	15	1
	42（70.0%）			16（26.7%）	
極低用量（B）(n=60)	2	9	0	31	18
	11（18.3%）			49（81.7%）	

薬剤名を推測により的中できた率（的中率）	
確信あり	30.0%（36/120）
たぶん	45.8%（55/120）
合計	75.8%（91/120）

の試験管を見せたうえで，「定量以外のあらゆる方法を使ってよい」との条件下に，30分間の識別テストを実施しました。識別テストでは，10名の医学部学生（男性5名，女性5名）を検査者にして，次の5段階法で薬剤を推測してもらいました。①確信を持ってAと思う，②たぶんAと思う，③どちらかわからない，④たぶんBと思う，⑤確信を持ってBと思う。

その結果，薬剤名を「確信」を持って推測により的中できたのは，120検体中の36本（30.0%）で，「たぶん」まで含めると120検体中の91検体（75.8%）でした（表1）。検査者別にみると，薬剤の的中率は，91.7%（3名）から41.7%（1名）に分布しており，識別能力にはかなり大きな個人差があることがわかります。各検査者に配布された12検体の中で8本（2/3）以上を的中させた検査者の数は，10名中の9名であり，識別はほぼ可能であるとの結果になりました。薬剤を推測する際の手がかりとしては，全員が「匂い」をあげており，その他には味や性状（硬さや

表2　ある漢方薬の常用量と極低用量(常用量の1/20用
　　　量) の比較試験における薬剤の盲検性に関する検
　　　討結果 (2)

薬剤名の的中数 (的中率)	検者数	推測の際の手がかり
11/12 (91.7%)	3	匂い, 味, 性状
10/12 (83.3%)	1	匂い, 性状 (細粒の硬さ)
9/12 (75.0%)	3	匂い, 味
8/12 (66.7%)	2	匂い, 性状 (色)
5/12 (41.7%)	1	匂い, 味

色) でした (表2)。

　この薬剤の識別テストの結果に基づいて, この漢方薬の臨床試験では
「二重盲検比較試験」は成立しないため,「無作為化比較試験」として論
文を作成することになりました。

3. 被験薬の薬理作用から薬剤の盲検性が守れなくなる可能性

β遮断薬 (プロプラノロール) のケース

　かつて, β遮断薬に抗不安作用があるのではないかと言われていたこ
とがあります。そのメカニズムとして, 不安・緊張による心臓血管系の
身体反応をβ遮断薬が遮断すること, つまり, 心身相関の悪循環を遮断
することが考えられていました。

　私の米国留学中に, 指導教官のホリスター教授から, 私が作成してい
た, 健康人を対象にして鎮静作用から抗不安作用を分離して検出する実
験モデルを使って調べてみてはどうか, と言われて行った研究がありま
す[1]。この研究の結論から先に述べておくと, 健康人を対象にしたこの
実験モデルでは, プロプラノロール40mgの単回投与では抗不安作用は
認められませんでした。

　この実験モデルについて, 少し説明しておきたいと思います。性格傾

向としての不安水準（これを「特性不安 trait anxiety」といい，「テイラーの顕在性不安テスト（Manifest anxiety scale（MAS）」で評価可能です）の高い健康人（高特性不安者）は，実験的にストレスを惹起する状況での難易度の高い作業の成績が，特に作業を始めた当初良くないことを見いだしていました[2]。

　実験的にストレスを惹起する方法としては，実験心理学領域で古くから使われてきた鏡映描写テストを採用しました。被験者は，鏡に映った星形の図形を，鉄筆で「できるだけ速く，枠からはみ出さないようにできるだけ正確にたどる」ことを指示されるのです。最初は想像以上に，かなり難しい作業です。作業の「速さ」と「正確さ」という両立しにくい課題を与えられることが，高特性不安者には，ストレスを生む要因の一つになっていると考えられます。鉄筆の先が，枠から外れた際には1,000ヘルツの音が鳴り，「速さ」（星形の図形を一周するのに要する時間）と「正確さ」（枠からはみ出した回数と時間）を自動的に記録するようにして使用しました。正確にたどれなかった際に発生する音も，ストレス惹起に役立っています。

　ストレス惹起状況で高特性不安者の初期の作業成績が良くないのは，不安緊張を起こしやすい性格傾向だからであると考えられます。特に初期の作業成績が良くないのです。抗不安薬は，この不安緊張に起因する成績の低下を改善するという実験モデルを提案していたのです[3~4]。

　この一連の研究は，幸いにして認めて下さる方がいて，ストックホルムで1986年に開催された第3回世界臨床薬理学会議のシンポジウム（薬物と不安 Drugs and Anxiety）で取り上げていただくことになり，シンポジストとして招待していただき，発表しました。

　この実験的モデルが，健康人で薬物の抗不安作用を検出する方法としてスタンダードとならなかったのは，薬物投与前の前値を測定すると，そのことによる慣れによる影響が現れるため，測定できなかったからです。サイエンスが重視する再現性が困難なため，試験結果が安定しな

かったことにあったように思います。

　しかし，抗不安薬が臨床で実際に使用される状況に類似しているため，臨床的には興味深いモデルであると，いまでも思っています。抗不安薬の臨床での使い方を考えると，状況不安としての不安水準（これを「状況不安 state anxiety」といいます）はほどよい範囲であるときに，作業成績がもっとも良いのですが，状況不安の水準が高すぎても，また抗不安薬が効きすぎて状況不安の水準が低くなりすぎても，作業成績は低下します。この現象は，臨床で抗不安薬を使う際にも役立つ重要な所見だと思います。

　さて，プロプラノロール 40 mg の単回投与でも，その薬理作用としての心拍数の変化から盲検性が壊れるのではないかと危惧して，薬剤割り付け表の開鍵前に，プロプラノロールかプラセボかを推測できるのかどうかを試してみたことがあります。その結果は，すでに公表しています[5]。この試験では健康人志願者 24 名を対象にして，プロプラノロール 40 mg またはプラセボを単回経口投与し，その薬理作用を二重盲検下で比較したときに，心拍数の変化から，各被験者の内服した薬剤がどちらであるかを試験終了後に推測してみました。薬物名を正しく推測できた的中率は 83％（20/24）にも達し，しかもそのうちのほとんどは確信を持って的中していました（**表 3**）。

　β 遮断薬とプラセボとの比較は極端な例かもしれませんが，これと同じように，プラセボとの間ではなくても，薬理作用プロフィールのかなり異なる薬物間の二重盲検比較試験はしばしば行われていますので，薬理作用から盲検性が保持できないことは生じうるものと思われます。

　したがって，臨床試験で盲検法を採用する場合には，守られた盲検性のレベルについても考慮する必要があります。また，薬理作用のプロフィールがあまりにも異なる薬物間の比較試験においては，二重盲検法

表3　β遮断薬（プロプラノロール）の薬理作用をプラセボを対照にして二
　　　重盲検法により比較した際の盲検性に関する検討結果

実際に投与された薬剤名	推測した薬剤名				
	プロプラノロール		どちらかわからない	プラセボ	
	確信あり	たぶん		たぶん	確信あり
プロプラノロール (n=12)	9	1	0	1	1
	10 (83.3%)			2 (16.7%)	
プラセボ (n=12)	1	0	1 (8.3%)	1	9
	1 (8.3%)			10 (83.3%)	

薬剤名を正しく推測できた率（的中率）	
確信あり	75.0%（18/24）
たぶん	8.3%（2/24）
合計	83.3%（20/24）

を採用することそのものがあまり意味をもたないこともありうると思われます。このような場合には，試験の内容を知らない観察者による評価を取り入れる工夫（PROBE 法などの採用）が必要になってきます。

　ここでもう一つ注目しておきたいことがあります。それは，使用している薬剤の推測の手がかりが，薬理作用に起因する心拍数という被験者の身体の反応を見ているということです。つまり，プロプラノロールの推測が的中した被験者は，服用後心拍数がある程度減少しており，プラセボの推測が的中した被験者は，心拍数があまり変化していなかった，ということです。したがって，実際にはプラセボを服薬していても心拍数がかなり減少した被験者では，プロプラノロールだろうと間違って推測されており，逆に，実際にはプロプラノロールを服用していても心拍数があまり変化しなかった被験者では，プラセボだろうと間違って推測されていた，という事実です。

医学生を対象にした薬理学実習の経験から

　プロプラノロールについては，医学生対象の薬理学実習でのエピソードを紹介します。私は 1977 年に米国留学から帰国後すぐに，医学生対象の薬理学実習には，ラットやマウスなどの実験用小動物だけでなく，医学生の教育上，できるだけ人で薬物の効果を見られるものがより有益だろうと考えて，β遮断薬（プロプラノロール 40 mg）とプラセボの二重盲検比較試験を取り入れていました。

　これには，二重盲検比較試験の実施方法を医学生に学んでほしいという願いもありました。年度によっては，作用プロフィールの多少異なった別の種類のβ遮断薬を使って，その効き方の差を実習で検出してみようという課題を出したこともあります。また，プラセボ投与群に見られた血圧と脈拍の継時的な変化を，すべてプラセボ投与に起因するものと，学生は間違って解釈しやすい傾向が強いことに気づいたため，あえてβ遮断薬もプラセボも服用しない非薬剤内服群をもう一つ加えて設定して，実習で得られた結果を解釈するという課題を課した年度もありました。

　あるとき，薬剤を内服して 1 時間くらいたったころ，一人の女子学生が，仲間に付き添われて，「体がだるくてきつい！　β遮断薬が当たったためと思う」と訴えて私のところに来ました。本人も付き添ってきた仲間も，β遮断薬が当たったものと疑うことなく思っているようでした。私は一応，彼女の話を聞いて，プロプラノロールのこの用量の単回服用では心配ないと考える，と伝えたうえで，様子を見るようにと話しました。本人も体はだるくてもこれ以上悪くなることはなさそうだということがわかったのか，納得して様子を見ることになりました。

　さて，実習の最後に，二重盲検法で使用した薬剤を割り付けたコントローラー役の学生が，薬剤の開鍵を行う時間がきました。被験者になった学生たちは，一様に固唾を呑んで自分が服用した薬剤が何だったのか，発表に耳を傾けていました。薬剤割り付け表にしたがって被験者番

号と薬剤名の読み上げが進行していきます。そして，彼女の服用した薬剤名が読み上げられました。彼女はプラセボが当たっていたのです。このときの彼女の複雑な気持ちの動き，多くの他の医学生たちの様子，教師としての私の心の動きが交錯したそのときの情景が，いまも目に浮かびます。それぞれの立場によって心の動き方は三者三様ですが，その場の空気が大きく動いたことが感じられました。彼女はもちろんのこと，多くの医学生はプラセボ効果（反応）について多くのことを学んだと思います。

糖尿病治療薬（αグルコシダーゼ阻害薬：アカルボース）のケース

第2章ですでに紹介した例ですが，糖尿病治療薬の薬理作用に起因して出現する副作用から，盲検性の保持に疑問がもたれたケースとして再度紹介します[6]。

インスリン非依存型糖尿病（NIDDM）に対する世界初のαグルコシダーゼ阻害薬であるアカルボースの，プラセボを対照にしたランダム化二重盲検比較試験です。私は治験のコントローラーとして参加しました。被験薬のアカルボースは，糖質の消化酵素を阻害するために生じる消化不良に伴う副作用（放屁の増加，腹部膨満）が高頻度で発現することが，第II相試験までの結果からわかっていました。そこで，放屁の増加，腹部膨満感などの腹部症状が出現するため，投与されている治験薬がアカルボースかプラセボかはわかってしまうのではないか，つまり，盲検性の保持が可能なのだろうか，という危惧が持たれ，二重盲検法は不可能ではないかとの意見が治験チームの世話人の間から出たのです。

この点に関する議論は紛糾し，二重盲検法は不可能ではないかということになりかねない状況になったのですが，すでに紹介したように，コントローラーの立場から「実際には二重盲検法が成り立たないかもしれないのですが，先生方は二重盲検法が成り立たないというデータをお持ちでしょうか？　もしお持ちでないなら，今回の治験でデータを集めて

表4 インスリン非依存型糖尿病に対するアカルボースとプラセボの二重盲
検比較試験における盲検性に関する検討結果

実際に投与された薬剤名	推測した薬剤名					
	アカルボース		どちらかわからない		プラセボ	
	確信あり	たぶん			たぶん	確信あり
アカルボース (n=75)	11	36	19 (25.3%)		9	0
	47 (62.7%)				9 (12.0%)	
プラセボ (n=86)	2	20	17 (19.8%)		40	7
	22 (25.6%)				47 (54.7%)	

薬剤名を正しく推測できた率（的中率）	
確信あり	11.2%（18/161）
たぶん	47.2%（76/161）
合計	58.4%（94/161）

みませんか？」と提案しました。皆さんが賛同して下さり，各被験者が実際に使った治験薬剤がアカルボースなのか，プラセボなのか治験担当医に次の5段階尺度で推定してもらうこととし，開鍵後にその結果から盲検性の保持に関する検討をすることになりました。

　その結果は，次のようなものでした（**表4**）。アカルボース群では，「確実にアカルボースだ」「たぶんアカルボースだ」と推定されたのは，それぞれ14.7%（11/75），48.0%（36/75）であり，その的中率は62.7%（47/75）でした。一方，プラセボ群では「確実にプラセボだと思う」「たぶんプラセボだと思う」と推測したのは，それぞれ8.1%（7/86），46.5%（40/86）であり，その的中率は54.7%（47/86）でした。推測が可能であった症例で，治験担当医の推測が的中した例と的中しなかった例を各群内で検定したところ，いずれの群においても治験担当医による推定が有意に（P<0.01）的中していたことが認められました。しかし，的中率の95%信頼区間は両群合わせると50.8〜66.0%でした。治験薬を推定し

90

た際の推定の根拠は，ほとんどが消化器症状の副作用が出現したかどうかでした。

　また，この治験での経験から，臨床試験では「手続きとして採用した二重盲検法」と実際に「守られた盲検性」は異なるものであることを私たちは学びました。

　プラセボを対照とした二重盲検比較試験において，薬剤の識別不能性を確保する努力を重ねることはもちろん重要ですが，被験薬の薬効が明らかで，特異なものであるほど，盲検性を完全に保持することは困難になると考えられます。すなわち，被験薬の主作用あるいは副作用から被験薬を推測してしまい，「色眼鏡効果」の排除ができない可能性があるのです。

　一般に実施されている二重盲検比較試験では，製剤試験により比較薬剤間の外観上の識別不能性や含量に関する検査が実施され，製剤に関する保証はなされていますが，被験者の心身の反応として現れる，薬理作用という観点からの盲検性の検討は，ほとんど行われていないように思います。

　プラセボ対照群を設けたランダム化比較試験における手続きとしての盲検法の使用と，実際に守られた盲検性のレベルとは異なるものであるということを銘記しておきたいと思います。

　本章のテーマ「プラセボ対照二重盲検比較試験における盲検性の水準とその確保」について考えるにあたっては，「盲検法はなぜ必要なのか」という原点に戻って考えることが重要だと思います。そして，盲検法はいろいろな要因で崩れやすいものなので，盲検法を採用することの意義をこころの中に刻みながら，盲検性を維持するために今後も常に工夫を重ねていく必要があるのではないでしょうか。

9　プラセボの使用に関する倫理的ジレンマとそれを乗り越える試み

　プラセボの存在意義は，プラセボ対照ランダム化比較試験（RCT）が行われるようになる前と後では，大きく変化しました。プラセボ対照ランダム化比較試験が行われるようになる前は，プラセボは治療の目的でのみ使用されていました。有効でもない物質をあたかも有効であるかのごとく患者の治療に使用する，といったプラセボの使用です。

　しかし，プラセボ対照ランダム化比較試験が行われるようになった後は，臨床試験によって医薬品の有効性などを評価する際に，真実を明らかにするための対照（コントロール）として，プラセボは必須の役割を担うようになりました。つまり，プラセボに科学的な面でのポジティブな意味が与えられて，使用されるようになったのです。

　このようなプラセボの存在意義の変遷に伴って，プラセボの使用に関する倫理的な議論についても，その様相が時代とともに変化してきました。本章では，プラセボ対照群を設定した臨床試験を実施する際に，研究者を悩まし続けている「倫理的なジレンマ」を取り上げます。プラセボ対照ランダム化比較試験を実施する際に，研究者サイドの倫理的ジレンマから生じる「こころのうずき」と，被験者として臨床試験に参画する患者サイドに生じる「こころの抵抗感」にも光を当てながら，この倫理的ジレンマを乗り越える試みについて考えてみることにします。

1. 「プラセボ対照ランダム化比較試験」以前の時代におけるプラセボの使用について

プラセボの古い定義と倫理的批判

　昔，医療のなかで薬として使われていた多くのものは，今の医学の水

準から考えるとプラセボと考えられるものがほとんどでした。それ以外によい治療法がなかった時代のことです。

しかし，20世紀になると科学的にも有効と考えられる薬（たとえば，アスピリンなど）が登場してきました。20世紀の前半までは，医師は効果の明らかでないプラセボを医療のなかで使用するべきでないという意味での批判が，プラセボの使用に関する倫理的な批判の主たるものでした。

プラセボの定義としては，「患者に利益よりも喜びを与えるために使う薬」という解説が古くからありますが，この説明そのものに，倫理的な懸念の生まれる芽が内在しているように思われます[1]。つまり，プラセボは患者にとって「利益よりも喜びを与える」と説明されている点です。

精神を介して作用するものとしてのプラセボ

ロバート・カボットは，メチレンブルー，パン粉などを治療の目的で使用したり，強力な鎮痛薬のモルヒネであると称して極少量の水の皮下注射を行って，これらを「患者の精神を介して作用するもの」とみなした最初の人だと言われています[2,3]。

ここで「精神を介して作用する」とみなしたという点に注目しておく必要があります。カボットは自分がプラセボを使用した経験から，プラセボには，医師が患者をごまかし，しかも患者がだまされたことに気づかなかった場合にだけ，効果が認められることを見いだしています。と同時に，患者を「ごまかしている」ことが患者に知られて，「患者と医師の間の信頼関係」が崩れたという自らの体験から，このような嘘やごまかしは避けるべきであり，時間はかかっても患者には真実を伝えることが大切であると指摘しています。

しかし，プラセボを使用すべきでないというカボットの考えには，現在の私たちの考え方からみると不合理な点もあり，言葉が通じて話のわ

かってもらえる患者にはプラセボを使用する必要はないが，言葉が通じない人たちにはプラセボの使用はやむを得ない，として使い続けていました。その理由は，何も使う薬がない場合であっても，何も投与しないならば，患者は医師から治療を完全に拒否されたと受け取られて，プラセボを投与した場合よりももっと悪い結果を招いてしまうことが考えられるため，これを避けるためでした。

　患者に真実を伝え，十分理解してもらったうえで，本人から自由意思による同意を得るという「インフォームドコンセント」というコンセプトが，まだ医療の世界に誕生していない時代のお話です。

欧米の精神科医によるプラセボ批判

　プラセボの使用に批判的な態度をとってきたグループの一つに，欧米の精神科医たちがいます。彼らはほぼ一貫して，医療のなかでプラセボを使用することに批判的な態度をとってきました。その理由として考えられることは，精神科医は精神に働きかける心理療法（あるいは精神療法）を重視して行ってきた医師であり，一方，精神科医でない多くの医師（非精神科医）は精神医学治療（精神を介する治療）に懐疑的な人が多く，薬物や手術などの特異的な治療の効果は信じるが，自分たちが使用するプラセボ投与時の効果を「非特異的効果」とみなす傾向があったことによるものと思われます。

　当時の精神科医にとって，心理療法（精神療法）は精神医療における「特異的治療」であって，決して非特異的治療であるという考えは受け入れられなかったのでしょう。その後，向精神薬による薬物治療が発展していく過程では，向精神薬の効果は特異的効果であるが，心理療法（精神療法）はプラセボと同じく非特異的効果とみなす考え方が広く受け入れられていったのです。

ヒポクラテスの思想とインフォームドコンセントの考え方

　ギリシャ時代の医聖とされているヒポクラテスは，米国の医師が宣誓に使っている「ヒポクラテスの誓い」を著した人物としても有名ですが，患者に対しては，励ますこと，思いやりの心をもって慰めることはしても，病状について細かく説明したり，治療の中身や予後については話さない方がよい，と著書に書き残しています。医療の実態がヒポクラテスの時代とは異なり，医療技術や患者の人権意識が高まっているにもかかわらず，いつまでもヒポクラテスの教えを大事に守り，その影響を強く受けてきた米国医師会の古い体質は，生命倫理学者の批判の的にされました。

　つまり，ヒポクラテスの時代には，外傷や感染症の患者が多く，治療の選択肢もなく，しかも患者の人権意識はまだ生まれておらず，インフォームドコンセントの考えもなかったので，患者に十分な説明をする必要もなかったということだったのではないでしょうか。

2.「プラセボ対照ランダム化比較試験」の時代になってからのプラセボの使用について

プラセボの使用に関する倫理的な議論

　医学の文献にランダム化比較試験で「プラセボ」を使った二重盲検比較試験が初めて現れたのは 1937 年です[4]。また，「ランダム化（無作為割り付け）」を初めて臨床試験に使ったランダム化比較試験が医学の文献に現れたのは 1948 年です[5]。その後，プラセボ対照ランダム化比較試験が普及するようになったのですが，1950 年代から 1960 年代にかけて，プラセボの使用に関する関心が高まると同時に，プラセボの使用に関する倫理的な議論が起こってきました。

　プラセボ対照ランダム化比較試験が広く行われるようになって，プラセボの倫理に関する議論のポイントが明確になってきました。臨床薬効

評価の場では，被験薬の有効性や安全性を科学的に評価することが目的です。そのために，被験薬群と対照群を比較する場面で対照群に使用するプラセボとは，「被験薬の化学成分を含まない錠剤（注射液）等」を意味しています。薬物の有効性や安全性の評価においては，薬物以外の要因（つまり非薬物要因）はプラセボ群の反応のなかに含まれることになります。したがって，薬物の臨床評価の場では，心理療法の効果はプラセボ効果のなかに含めて理解することになります。

　臨床試験においてプラセボを使用することの意義と倫理について考えるとき，1960年代に，オースティン・ブラッドフォード・ヒル卿（英国）とヘンリー・ビーチャー（米国）の果たした役割は大きいものがあります。彼らは比較試験を普及させ，医薬品の承認審査や臨床試験におけるプラセボの採用に大きな貢献をしました。と同時に，「臨床研究の倫理ガイドライン」を作成することの重要性を主張したという点でも功労者です。彼らが社会から高い評価を得ていたこともあって，研究倫理の重要さが広く受け入れられたのです。

　疫学者・統計学者であったヒルは「適切な試験デザインに基づく臨床試験をしないことは非倫理的である」との考えを主張し，必要なときにはプラセボを使用した比較試験，二重盲検法といった方法を採用しました。しかし，自分自身が若い頃に肺結核の闘病生活の体験があったため，プラセボの使用に関する倫理的問題には敏感でした。

　そのため，ヒルが試験計画の作成に関与した，肺結核に対するストレプトマイシンのランダム化比較試験においては，被験者となる患者に過度な負担をかけないようにしたいという配慮から，プラセボを毎日注射する群は設定せず，ストレプトマイシン投与群と安静群の比較試験を実施しています。しかし，評価の客観性を確保するために，評価者となる研究者には割付の内容を知らせないという工夫をしています[5]。また，患者を対象にした臨床試験は被験者となる患者個人のためではなく，被験者以外の他の多くの患者のためであることを明確に語った人物でもあ

りました。

　ハーバード大学医学部麻酔科教授であったヘンリー・ビーチャーは，プラセボ効果（反応）に関して，臨床試験データに基づいて，一般に考えられている以上に高い頻度でプラセボ投与時に改善率がみられることを発表し，その論文のタイトルを「The powerful placebo」とした研究者です[6]。ビーチャーは，米国における臨床試験に関与する研究者の非倫理的な行動の実例を詳細に報告し，倫理ガイドラインの重要性を訴えました[7]。割り付けた内容（つまり，プラセボを含む薬剤の内容）が被験者として参加した患者に知らされていないケースが沢山ある事実を報告したのです。

　なかでも 1930 年代に開始された黒人の梅毒患者を対象にした研究では，患者に梅毒に罹患していることさえ知らせずに行われていました。この悪名高き「タスキギー研究」と名づけられた臨床研究は，ペニシリンが有効治療として利用できるようになってからも，1972年まで続けられていたのです[8]。ビーチャーの論文[7]は，インフォームドコンセントの時代へと大きく舵を切るきっかけを作ったことになります。米国に「生命倫理学（Bioethics）」という新しい学問が誕生する頃のお話です。

臨床試験の核となる三本柱と倫理的な議論

　ランダム化（無作為割り付け），プラセボの使用，二重盲検法といった臨床試験の中核に位置づけられる方法論に関する倫理的側面を論じた論文は，1980 年代から1990 年代に激増しています。その内容については，必ずしも合意は得られておらず，多岐にわたる意見が混在していました。また，プラセボの使用される背景要因を十分認識したうえでの論争になっていないことが，多々見受けられました。

　真実を明らかにするにあたって臨床試験の核になる科学的な手続きとしての 3 本柱（プラセボ対照比較試験，ランダム化，二重盲検法）の必要性については，かなり理解が浸透したようですが，インフォームドコ

ンセントが不十分なのではないか，被験者となる患者の理解が不十分な
のではないか，という指摘が多く認められました。つまり，プラセボが
使われる臨床試験で，そのことを知る権利が患者にはあるにもかかわら
ず，その権利が守られていないという指摘です。

　新GCPになる少し前に，私が主任研究者を務めた厚生科学研究
(1994～1996年)「適正な治験の実施方法に関する研究班」において，
「日本の治験におけるインフォームドコンセントの実態～多施設二重盲
検比較試験に被験者として参加した患者と担当医師のペアを対象にした
アンケート調査の結果～」を報告しています[9]。全国の神経内科医の参
加した，口頭同意でも許された当時のわが国内では最先端となる文書同
意の行われた治験での調査結果です。

　プラセボが当たるかもしれないこと：担当した患者にわかってもらえ
たと回答した医師は95％であったのにくらべて，わかったと回答した患
者は46％にしかすぎませんでした（$P<0.01$）。ランダム化（無作為割り
付け）になっていること：担当した患者にわかってもらえたと回答した
医師は91％であったにもかかわらず，わかったと回答した患者は56％
にしかすぎませんでした（$P<0.01$）。二重盲検法が採用されているこ
と：担当した患者にわかってもらえたと回答した医師は81％であったに
もかかわらず，わかったと回答した患者は55％でした（$P<0.01$）。

　つまり，臨床試験の基本的な科学性を保証する方法としての3本柱
は，医師が思うほどには被験者として参加した患者はわかっていないこ
とが判明したのです[9]。この3本柱のなかでは，プラセボが当たる可能
性がもっともわかってもらえていないのが実情でした。

　インフォームドコンセントが口頭でも文書でもよかったわが国におい
て，治験の被験者になる際に文書同意が必須となったのは，新GCPと
して法制化された1997年からでした。その後は，プラセボが当たる可
能性があることは，被験者となる患者に説明したうえで，文書による同
意を得ることが治験ではスタンダードになりました。患者に十分理解し

てもらったうえで同意を得る際には，相手の理解度に応じたわかりやすい説明が必須となりますが，この点では，新 GCP 以降，わが国内に新たに誕生した臨床研究コーディネーター（CRC）の果たしている貢献度は高いものがあります。

プラセボは無効であるとの思い込み

　これは個人的な印象ですが，プラセボの使用に反対の意見を述べる方の中には，「プラセボは無効である」との思い込みが多いように思います。第1章でも触れたように，プラセボ投与群の改善率は一般に考えられているよりも高く，ビーチャーの有名な「The powerful placebo」というタイトルの論文では，プラセボ投与群の改善率は 35% でした[6]。だからこそ，プラセボ対照群との比較をしないと被験薬の効果に関する真実が明らかにできないのです。

　余談になりますが，「活性プラセボ（active placebo）」と「不活性プラセボ（inactive placebo）」という用語が使われているのを見かけることがあります。まず，このような用語の使用は不適切であって，薬理作用が出るか出ない程度の用量を使う場合に「活性プラセボ」と称しているようですが，「極小用量」と表現するのが良いように思います。

　ここでいう「不活性プラセボ」を使用する際には，倫理的な議論が盛んになりますが，「活性プラセボ」（つまり極小用量）の薬物を使用する際には，倫理的議論をする際の取扱い方が意外と甘くなりがちだという印象を持ちます。このことは，臨床の治療現場でも古くから行われてきたためかもしれません。あるいは，多少でも効くかもしれないという期待感のために「こころのうずき」を比較的感じずにすむためなのかもしれません。しかし，「活性プラセボ」という表現は，プラセボの使用に関する倫理的側面の議論の本質を見誤らす可能性があるように思います。

3. 世界医師会のヘルシンキ宣言にみられるプラセボの使用に関する考え方

ニュルンベルグ綱領からヘルシンキ宣言へ

　第二次世界大戦中に起こったナチス・ドイツによる残忍な人体実験は，戦後，ニュルンベルグで連合軍による軍事裁判によって裁かれ，人類の歴史のなかで今後二度と同じような悲惨なことが起こらないようにするための歯止めについて議論されました。歯止めとなる10項目が，有名な「ニュルンベルグ綱領」（1947年）です。

　ニュルンベルグは昔から気になる街でしたので，一度訪ねてみたことがあります。落ち着いた，感じの良い石畳のある古い街でした。連合軍による軍事裁判の開催された裁判所は，現在も使われています。この街を訪ねて初めて知ったことは，この街はナチスの発祥の地であり，ヒットラーが定宿にしていたというホテルは現在でも健在でした。また，戦勝国である連合軍のなかで，米国と英国は英語を使い，フランスはフランス語，裁かれるドイツはもちろんドイツ語を使っていたため，英語，フランス語，ドイツ語の三ヵ国語による同時通訳の会議が世界で初めて行われたという意味でも，生命倫理の面だけでなく，歴史に残っている会議です。

　この「ニュルンベルグ綱領」を下敷きとするようなかたちで，世界医師会の「ヘルシンキ宣言」（1964年）が誕生しました（**表1**）。その後，修正を繰り返しながら，現在も「人を対象とする医学研究の倫理原則」として機能していることは周知のとおりです。

　プラセボ対照群を設定した臨床試験が増えるに伴って，被験者となる患者の保護に関する懸念も重要な問題となってきました。人を対象にした臨床研究の倫理に関する議論は，医師だけでなく，医学以外の倫理学・法学の領域の人たちや一般の人たちに広がりました。プラセボの使用，ランダム化，二重盲検法などのなかで，二重盲検法の使用に関して

表1　世界医師会のヘルシンキ宣言（人を対象とする医学研究の倫理原則）：
修正の歴史

WORLD MEDICAL ASSOCIATION（WMA）DECLARATION OF HELSINKI
Ethical Principles for Medical Research Involving Human Subjects

1964 年	第 18 回世界医師会総会（ヘルシンキ）で採択
1975 年	第 29 回世界医師会総会（東京）（第 1 回修正）
1989 年	第 41 回世界医師会総会（香港）（第 2 回修正）
1996 年	第 48 回世界医師会総会（サマーセットウェスト）（第 3 回修正）
2000 年	第 52 回世界医師会総会（エジンバラ）（第 4 回修正）
2002 年	第 53 回世界医師会総会（ワシントン）（第 29 項に注釈追加）
2004 年	第 55 回世界医師会総会（東京）（第 30 項に注釈追加）
2008 年	第 59 回世界医師会総会（ソウル）（第 5 回修正）
2013 年	第 64 回世界医師会総会（フォルタレザ）（第 6 回修正）

は，目的・方法・その意義がインフォームドコンセントに含まれている
限りは，倫理的に問題視されることはありませんでした。

　議論の多かったのは，プラセボ対照群を設定したランダム化比較試験
に関する倫理でした。とくに治療の現場で，患者を『ごまかし』てプラ
セボを使用する場合とともに，臨床試験で患者に『知らせないまま』で
プラセボを使用することが，広く一般に非難されることになったので
す[10]。

ヘルシンキ宣言の修正と注釈の追加

　ヘルシンキ宣言エジンバラ修正版（2000 年）では，臨床試験でのプラ
セボの使用に関して，第 29 項に『新しい方法の利益，危険，負担及び
有効性は，現在最善とされている予防，診断及び治療方法と比較考量さ
れなければならない。ただし，証明された予防，診断及び治療方法が存
在しない場合の研究において，プラセボまたは治療しないことの選択を
排除するものではない。』と記載されました（表2）。

表2 世界医師会のヘルシンキ宣言におけるプラセボの使用（エジンバラ修正版，2000年，エジンバラ，スコットランド）

（英語原文）

29. The benefits, risks, burdens and effectiveness of a new method should be tested against those of the best current prophylactic, diagnostic, and therapeutic methods. This does not exclude the use of placebo, or no treatment, in studies where no proven prophylactic, diagnostic or therapeutic method exists.

30. At the conclusion of the study, every patient entered into the study should be assured of access to the best proven prophylactic, diagnostic and therapeutic methods identified by the study.

29. 新しい方法の利益，危険，負担及び有効性は，現在最善とされている予防，診断及び治療方法と比較考量されなければならない。ただし，証明された予防，診断及び治療方法が存在しない場合の研究において，プラシーボまたは治療しないことの選択を排除するものではない。

30. 研究終了後，研究に参加したすべての患者は，その研究によって最善と証明された予防，診断及び治療方法を利用できることが保障されなければならない。

（日本医師会日本語訳）

　この記載は，但し書きがあるとはいえ，最善とされている治療法がある際の，プラセボの使用に関して多くの議論を呼びました。その後，議論を重ねた末に，2002年に開催された世界医師会総会(ワシントン)で，プラセボの使用に関する第29項を明確にするために注釈を加えることになりました（**表3**）。つまり，以下のノートが付けられたのです。最善とされている治療法があっても，ある条件を満たせばプラセボ対照比較試験が実施できることを明確にしたうえで，重篤な傷害等のリスクが追加されないという歯止めとなる条件を明記したことにより，科学性と倫理性のバランスが良くなったように思います。

　この注釈としては，『～たとえ証明された治療法を利用できる場合であっても，以下の状況の下では，プラセボ対照試験は倫理的に許容されるかも知れない。

表 3　世界医師会のヘルシンキ宣言におけるプラセボの使用に関する注釈の追加

注釈 1.「ヘルシンキ宣言」第 29 項の明確化のための注釈（ワシントン，2002 年）
プラセボ対照試験を用いる際には最大限の注意が払われなければならないとする見解，および，この方法は，一般に，証明された既存の治療法がない場合に限って用いられるべきであるという見解を，世界医師会（WMA）はここに改めて表明する。しかしながら，たとえ証明された治療法を利用できる場合であっても，以下の状況の下では，プラセボ対照試験は倫理的に許容されるかも知れない。
・やむを得ない理由があり，また科学的に万全という方法論的な根拠により，予防・診断・治療法の有効性または安全性を決定するためにその使用が必要である場合。または，
・軽症の疾患に対する予防・診断・治療法の研究であり，プラセボ投与を受ける患者に，重篤な傷害もしくは不可逆的な傷害のリスクが決して追加されないと考えられる場合。
「ヘルシンキ宣言」の他項はすべて遵守されなければならない。特に，適切な倫理的・科学的審査の要求については，厳守されなければならない。

注釈 2.「ヘルシンキ宣言」第 30 項の明確化のための注釈（東京，2004 年）
当該研究により有益と認められた予防・診断・治療法，または他の適切な医療を，試験終了後，研究参加者が利用できることを，研究の計画段階で明確にしておく必要があるという見解を，世界医師会（WMA）はここに改めて表明する。試験終了後の利用に関する手配またはその他の医療について，倫理審査委員会が審議できるように，研究計画書に記載されていなければならない。（注釈 1 および注釈 2 の翻訳：笹栗俊之）

　・やむを得ない理由があり，また科学的に万全という方法論的な根拠により，予防・診断・治療法の有効性または安全性を決定するためにその使用が必要である場合。または，
　・軽症の疾患に対する予防・診断・治療法の研究であり，プラセボ投与を受ける患者に，重篤な傷害もしくは不可逆的な傷害のリスクが決して追加されないと考えられる場合。』と追記されました。さらに，念を押すようにして『「ヘルシンキ宣言」の他項はすべて遵守されなければならない。特に，適切な倫理的・科学的審査の要求については，厳守されなければならない。』が追記されています。

表4 世界医師会のヘルシンキ宣言（最新版，2013年，フォルタレザ修正版，ブラジル）のなかにおけるプラセボ使用に関する記載

（英語原文）

Use of Placebo

33. The benefits, risks, burdens and effectiveness of a new intervention must be tested against those of the best proven intervention (s), except in the following circumstances：

Where no proven intervention exists, the use of placebo, or no intervention, is acceptable；or

Where for compelling and scientifically sound methodological reasons the use of any intervention less effective than the best proven one, the use of placebo, or no intervention is necessary to determine the efficacy or safety of an intervention

and the patients who receive any intervention less effective than the best proven one, placebo, or no intervention will not be subject to additional risks of serious or irreversible harm as a result of not receiving the best proven intervention.

Extreme care must be taken to avoid abuse of this option.

プラセボの使用

33. 新しい治療の利益，リスク，負担および有効性は，以下の場合を除き，最善と証明されている治療と比較考量されなければならない：証明された治療が存在しない場合，プラセボの使用または無治療が認められる；あるいは，

説得力があり科学的に健全な方法論的理由に基づき，最善と証明されたものより効果が劣る治療，プラセボの使用または無治療が，その治療の有効性あるいは安全性を決定するために必要な場合，

そして，最善と証明されたものより効果が劣る治療，プラセボの使用または無治療の患者が，最善と証明された治療を受けなかった結果として重篤または回復不能な損害の付加的リスクを被ることがないと予想される場合。

この選択肢の乱用を避けるため徹底した配慮がなされなければならない。

（日本医師会，日本語訳）

　その後，ヘルシンキ宣言は，2013年に開催された第64回世界医師会総会（フォルタレザ，ブラジル）で第6回目の修正がなされ，プラセボの使用に関する記載がそれまでの注釈ではなく，第33項として本文の中に書き込まれました（**表4**）。

　ブラジルをはじめ南米にはプラセボの使用を法律で禁じている国があるとのことで，そのような国を代表するブラジルで第64回世界医師会の総会が開催され，ヘルシンキ宣言のなかでのプラセボの使用に関する記述が修正されたことには，歴史的にも意義があるものと思われます。また，科学性と倫理性の観点から，バランスのとれたものに向けて前進がみられたように思います。

4. プラセボジレンマとその解決策として考えられること

　本来，医療は国民の健康を守るためにあります。言うまでもなく，これが医療の原点です。医療の質を高めるために，科学的に信頼できるデータに基づいて，より優れた医薬品を開発しようとする試みである治験も，製造販売後の医薬品のより良き使い方を研究するための製造販売後（市販後）医薬品の臨床試験も，もちろん国民に提供できる医療の質の向上のために実施されるものです。

二つの視点からの論理と倫理

　治療は患者個人を対象にして，最善の治療法を提供しようとします。つまり，患者は「One of one」のアプローチを受けるわけです。これを「個の論理」と呼ぶことにすると，臨床試験で被験者となる患者は，最終的には数値として扱われるデータを得る場に参加しており，個々の患者は「One of them」のアプローチを受ける感じがしますので，これを「集団の論理」と呼ぶことができます。「個の論理」に立つと，個を大切にする「個の倫理」が産まれます。科学的に信頼できるデータを重視する「集団の論理」に立つと，「集団の倫理」が産まれます。

　自然界の動物の生態をみていると，「個の論理」よりも種を維持しようとする「集団の論理」が優先されているように思われます。「個の論理」と「個の倫理」は人間の産み出した，人ならではの産物なので，これを

105

「集団の論理」と「集団の倫理」に優先させることは、人として生きる際の基本的に重視すべきことです。そうであるからこそ、この二つの論理と倫理からは永遠の「プラセボジレンマ」が生じてくるのです。

　患者を対象にして、ランダム化比較試験を行う際に感じる違和感（つまり、治療の対象となる患者に臨床試験の被験者として参加していただく際に感じる戸惑いに似た感情）や、ランダム化比較試験にプラセボ対照群（プラセボ単独群）を設けることから生じる違和感（つまり、最善の治療を受ける権利のある患者がそれを受けられなくなるかもしれないという戸惑いに似た感情）が、臨床試験を実施する研究者の「こころのうずき」を産むのだろうと思います。真実を明らかにするために人の知性が作りだした臨床試験の論理は、頭ではわかっていても、心からの納得にはなりにくいのだろうと思います。

　なお、現代医療のなかでも「集団の論理」と「集団の倫理」が「個の論理」と「個の倫理」に優先させなければならない場面はあるように思います。たとえば、重篤な感染症の拡大を防ぐために、本人の意思にかかわらず感染した個人を隔離するという場面です。法律で決められているから実施可能になるのですが、重篤な感染症の特性から、「個の論理」と「個の倫理」よりも「集団の論理」と「集団の倫理」の方を優先させなければならないとの社会的合意があるために成り立っているものと理解することができます。

　個人の人権を守るという立場に立つと、「現在生きている人の人権」は語られることはあっても、これから産まれてくる「未来の人の人権」、あるいは「死んでしまった人の人権」はどのように考えるのか、という問題が出てきます。念頭に置かなくても本当によいのか、という問題です。現在私たちが直面しているエネルギー問題や地球の環境問題にも、根っこの方に同じものが横たわっているように思われます。今生きている人たちの「未来の人たちのことを思いやることができる力（あるいは想像力）」が問われているのではないでしょうか。

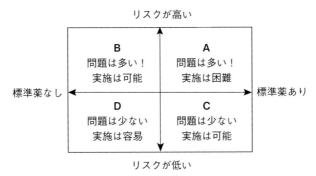

図1　プラセボ対照ランダム化比較試験におけるプラセ
ボの単独使用に際して生じる倫理的問題と実施の
難易度

プラセボジレンマの解決策

　さて，プラセボジレンマの解決策としてどのようなことが考えられる
でしょうか。患者を対象にした臨床試験で，対照群としてプラセボを単
独で使用するというもっとも厳しい条件で考えてみることにします。ま
ず，プラセボが単独で使用される際の背景にある重要な要因を二つ取り
上げます。

　第一の要因は，すでに標準薬がある領域における臨床試験なのかどう
か，という点です。第二の要因は，プラセボを使用することにより生じ
る可能性のあるリスクの程度です。この二つの要因の組み合わせによ
り，四つの領域ができますが，これから実施したい臨床試験がどの領域
に分類できるかにより，倫理的問題の軽重と実施のしやすさの程度が決
まってきます（図1）。

　リスクの高い領域に分類される臨床試験（図1のAとBの領域）で
は，被験者となる患者の被る可能性のあるリスクを最小に抑える工夫が
必要になります。その方法については，第7章ですでに記していますの
で，ここでは触れません。

　試験デザイン上の工夫をして，プラセボだけでなく，標準薬との比較

を行うことにより3群以上の比較試験にすると，患者がプラセボに当たる比率を少なくすることができるだけでなく，標準薬との間の優劣も明らかになるので，このような試験デザイン上の工夫をもっと普及させてよいように思います。

　プラセボ対照群を設定した臨床試験でプラセボが当たった患者にも，試験終了後に非盲検試験として標準的な治療が受けられるように改善がなされるようになってきました。このために，治験の現場では「長期投与試験」を設定して，治験薬の継続使用が可能になるケースが増えてきました。このような工夫は当然のこととして行ったうえで，では次にはどうしたらよいでしょうか。

　医薬品の臨床試験に被験者として参加する患者にとって，プラセボが当たった場合にも得られるかもしれないと考えられるベネフィットとしては，どのようなことが考えられるでしょうか。次のようなことを挙げることができます。

1）自分たちの子孫を含む未来の患者の健康の維持に，真に役立つ医薬品を提供することに貢献できること（患者の自覚的な感じはさておいて，じつはこれが最大の恩恵なのかもしれません）。

2）より良き医療を受けられる機会になること（その疾患に関して経験豊富で優秀な医師による診療が受けられる，平素より詳細な検査が受けられる等。またそうであって欲しいと思います）。

3）来院する際の交通費や食事代相当の負担軽減または医療費の支援（本来当たり前のことであって，特別に取り上げるほどのことでもないのですが，このことさえもまだ改善の途上にあります）。

4）将来的な健康管理の保障（これからの課題でなないでしょうか）。

　そこで，プラセボ対照ランダム化比較試験においてプラセボを使用する研究者側の「こころのうずき」を和らげ，被験者として参画する患者

の感じる「こころの抵抗感」を軽減できる可能性のある工夫としては，次のようなことも一つの案として考えられます。

1) プラセボ対照比較試験への参画は，自発的意思によるという意味だけでなく，他の多くの人のために貢献するという二重の意味でボランティアであることを明確にすること。

2) プラセボ対照群に当たった場合に受ける可能性の考えられるリスクを最小化する工夫をすること（前述したとおりです）。

3) プラセボ対照ランダム化比較試験に被験者（創薬育薬ボランティア）として参画した方に，社会から感謝の印として，本人が将来必要になった際にボランティア活動でお返しをする（たとえば，ボランティアチケットのような形で）システムを作ること。

この3項目のなかでは，最後の3番目にあげた項目がもっとも重要な未来に向けての課題だと思います[11]。

10 プラセボ反応（効果）の治療における意義

　病気にはいろいろな種類がありますが，一般に病気は，治療すれば必ず治癒する（あるいは改善する）とは限りません。また逆に，治療しなくても治癒する（あるいは改善する）こともあります。治療とは病気に対する医療者の人為的な働きかけ（医療行為）ですが，病気を患っている病人の，生体としての特徴である自然治癒傾向（自然治癒力）と医療行為の合作により，治癒したり改善したり，場合によっては悪化したりします。

　「日にちぐすり」という古くから民間で伝わってきた言葉があります。病気に対してただちに積極的な処置をせずに，適当な時期を待って手当てすることが病気に有効なことがあるという，昔の人が経験的に学んできた知恵の表れた言葉です。

　また，「鰯の頭も信心から」という言葉もあります。第三者の目からはつまらないものに見えていても，信心する人にとっては有り難い存在になるという現象を言います。

　本章では，このような問題をプラセボ反応（効果）との関連で考えてみたいと思います。

1. 薬物投与時にみられる病態・症状の改善についての理解のしかた

　私たちが通常，被験薬の効果を科学的に評価しようとするとき，プラセボ対照ランダム化比較試験（RCT）を実施し，被験薬投与群の改善率からプラセボ投与群の改善率を差し引くことで，被験薬の実力（つまり有効性）を評価します。しかし，その後時間がたつと，被験薬投与群の

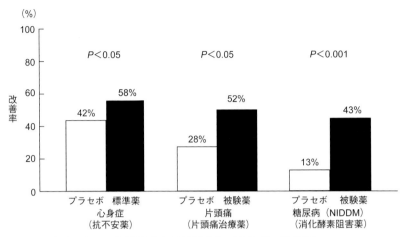

図1 治験における標準薬または被験薬とプラセボの改善率
内科領域における心身症，片頭痛，糖尿病（NIDDM）を例示

改善率そのものが，被験薬の実力であるかのように思ってしまう傾向が
あるように思います。プラセボ投与群の改善率の値は，被験薬の有効性
を評価するために利用した後には捨ててしまうので，忘れ去られること
が多いからです。

したがって，被験薬投与群の改善率の数値が独り歩きして，被験薬の
有効性そのものであるかのように思われがちなのです。被験薬を製造販
売する製薬会社の職員がそのように思いたい気持ちはわかりますが，患
者や医師までもが，同じような考え方の落とし穴にはまっていることを
しばしば見かけます。

例として，内科領域における心身症，片頭痛，糖尿病（NIDDM）と
いう三つの病態を取り上げてみます（**図1**）。いずれも国内の治験で得ら
れた成績です。心身症は心理社会的要因が密接に関与する心身相関の認
められる病態です。不安症状や軽いうつ症状を伴うことの多い心身症で
は，その病態の特徴から容易に想像できるように，一般にプラセボ反応
（効果）が比較的高く認められます。内科領域で心身症の診療をしている

全国の医師が参加した治験の成績では，プラセボ投与群の改善率は42％，抗不安薬（ここでは標準薬として使用したジアゼパム）投与群の改善率は58％で，その差は16％でした。つまり，プラセボでも42％が改善し，代表的な抗不安薬であるジアゼパムは，改善率を16％上げているにすぎません。しかし，ジアゼパムの改善率58％という数字だけを見た人たち（製薬企業の職員だけでなく，患者や医師も含めて）は，ジアゼパムにより58％の患者が改善すると考えがちなのです。

　片頭痛は拍動性の血管性頭痛です。遺伝的要因も関与しますが，ストレスによっても頭痛が誘発されることがあります。また，ストレスによって頭痛の症状が増悪されることもある病態です。頭痛は自覚症状としての訴えです。したがって，プラセボ反応（効果）がかなり高いことが予測されますが，プラセボ投与群の改善率は28％で，被験薬である片頭痛治療薬の改善率は52％でした。その差は24％になります。ここでも，片頭痛治療薬によって52％の患者の片頭痛症状が改善すると思いがちですが，実際には24％の患者が片頭痛治療薬の恩恵を受けて改善していることになります。

　心身症や片頭痛は，心理的要因が病態や症状に関連していることが一般に認められており，自覚症状の改善が臨床評価に際して重視されます。したがって，プラセボ反応（効果）が出やすいと考えられています。

　一方，糖尿病（NIDDM）は，血液中のHbA1cの値という客観的指標で臨床評価をする病態なので，一般にプラセボ反応（効果）はほとんど出ないと考えられているように思います。しかし，プラセボ投与群でも13％の改善率が認められ，被験薬となった糖尿病治療薬の改善率は43％で，その差は30％になります。つまり，糖尿病治療薬そのものの効果は30％で，プラセボ投与群の改善率の13％は，定期的に診察と血液検査を受けることに伴う食事や運動などのライフスタイルの改善によるものと考えられます。

　ここで例として挙げた各病態での改善率の数値は，治験の対象となっ

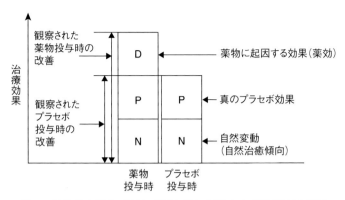

図2　薬物投与時とプラセボ投与時に認められる改善率の構造的理解

N：自然変動（自然治癒傾向），P：真のプラセボ反応（効果），D：薬物に起因する効果（薬効）

た患者層，投与量，投与期間，評価指標，評価期間などの諸要因により決まる値です。したがって，数値そのものはさほど重要ではなくて，薬物投与時にみられる病態・症状の改善をプラセボ投与時の改善と比較して，どのように考えたらよいかを理解するための単なるツールと思ってください。

　薬物投与時にみられる病態・症状の改善率をどのように理解するかは，第3章ですでに記したように，構造的に理解するのがよいと思います（**図2**）。つまり，観察されたプラセボ投与時の改善を，N（自然変動：自然治癒傾向）とP（真のプラセボ効果または真のプラセボ反応）の組み合わせとして理解し，観察された薬物投与時の改善についても同様にして，NとPとD（薬物に起因する効果：薬効）の組み合わせとして理解するという方法です（**図2**）。

　個々の患者では，NとPの比率，あるいはN，P，Dの比率は，当然のことながら異なっています（**図3**）。しかし，私たちは，N，P，Dの比率が，個々の患者でどのようになっているのかを数値で把握する手段

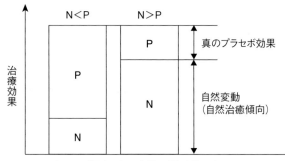

図3 プラセボ投与時の改善の構造的理解
左図：PがNより大きい場合，右図：PがNより小さい
場合

を持ち合わせていません。だからわからないのです。薬物投与群とプラ
セボ投与群といった集団でみたときにはじめて，集団としてのN＋Pと
Dの比率がわかるのです。個々の患者については，このデータから推測
するしかありません。

2. プラセボ投与群にみられる改善は治癒のプロセスの本質 を理解するうえで重要

　プラセボ投与時にみられる改善率が，一般に予想されるよりも高い値
を示すことが多いという現実は，治療における治癒過程の本質を示して
いるものと考えられます。
　臨床の現場では，未治療のままで患者の経過を観察することは不可能
に近いくらい稀なことなので，薬の有効性と安全性を確認するために実
施する臨床試験で，対照群としてプラセボ投与群を設けることの意義
は，その疾患の自然経過や臨床像の特徴，なかでもとくに，その疾患の
治癒過程を浮き彫りにすることになり，たとえN＋Pの大きさしか把握
できないとしても，治療医学においてとても有用な情報を提供してくれ

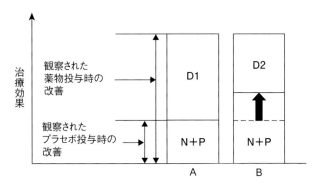

図4　プラセボ投与時の改善（N＋P）を高めると使用
　　薬物の投与量の減量が可能

D：薬物の効果（薬効），N＋P：自然変動（自然治癒傾向）＋
真のプラセボ効果

ているのです。

　NとPの大きさを明確に知ることは一般に困難なので，ここではN＋
Pとまとめて表記することにします。N＋Pが大きくなると，同じ効果
をもたらすのに必要な薬物の投与量を，D1からD2に減らすことができ
ます（図4）。つまり，使用している薬物の減量ができるのです。あるい
は，同じ投与量を使用するのであれば，薬物投与時における病状の改善
を促進すること，つまり薬物投与時の効果を高めることができます（図
5）。

　このことは薬物の治療効果を高めるためにも，病気の治癒過程を促進
するためにも役立つ，とても重要な事実を示していると思います。つま
り，N＋Pを大きくするという戦略が，病気の治療効果を高めることに
なるのです。

3. 暗示効果

　プラセボ投与時や薬物投与時にみられる病態・症状の改善を構造的に

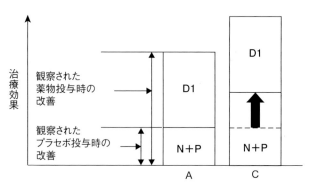

**図5　プラセボ投与時の改善（N+P）を高めると使用薬
物の効果の増強が可能**

D：薬物の効果（薬効），N+P：自然変動（自然治癒傾向）+
真のプラセボ効果

理解しようとする際に，P は主として暗示効果を表しています。患者が
自分で自己暗示をかける場合もあります。私が実際に経験した患者の実
例です。「心療内科実践ハンドブック：症例に学ぶ用語集」（マイライフ
社，2009 年）の「プラセボ効果」の項で紹介したものを，ほとんどその
ままのかたちで以下に紹介します[1]。

症例 A：62 歳，女性，農家の主婦
　主訴：入眠困難，疲れやすい，胃のもたれ感
　現病歴：46 歳を過ぎた頃から，70 歳を過ぎて認知症を発症した姑（同
居）の世話が必要になりました。子供達は独立して家を出ていたため，
5 歳年上の主人の所有する山で，主人と二人で梨とみかんを栽培してい
ました。農家の働き者の主婦，という印象の方でした。頼まれたことは
嫌と言えない，誰からも好かれる性格です。姑の世話が必要になってか
ら約 6 年のあいだは，果物の世話と姑の世話で頑張っていましたが，
徐々に疲労が蓄積するようになってきました。52 歳の頃から，眠れない
（入眠困難），疲れやすい，胃のもたれ感を訴えるようになり，外来受診

となり，私が診ることになりました。

　経過：胃の内視鏡検査，血液検査，生化学的検査など，いずれも特記すべき異常はありませんでした。外来で話をよく聴きながら，ブロマゼパム4 mgを1日2回（各2 mgを夕食後と就寝前に服用），SM散4.0 gを1日4回（各1.0 gを毎食後と就寝前に服用）処方すると，2週間後には眠れるようになり，以後毎月1回外来受診していました。58歳の頃から，ブロマゼパムは不要になりました。その後もときどき入眠困難が起こるごとに早めに来院し，これを飲むと良く眠れると言ってSM散を希望していました。本人が良いというので，希望する際には話をよく聴いたうえでSM散を処方していましたが，いつも感謝の言葉を残して帰路についていました。経過が良いこと，素朴な農家の主婦であったことなどから，処方している薬剤の内容が単なる胃薬であることはお伝えしませんでした。

　このような催眠作用のない胃薬を内服すると安心して眠れるというのは，医療者との信頼関係と安心感が影響して発現しているプラセボ反応（効果）の現象と考えられます。まさに「鰯の頭も信心から」を体現しているような実例です。

4. 自然治癒力（自己回復力）について

　生体にホメオスタシス（恒常性）の現象が認められることは，生命現象の本質といえるものです。自然治癒力（自己回復力）は生体の有するホメオスタシスの表れです。図の中に出てくるNは，自然変動のことですが，主として自然治癒力（自己回復力）のことを意味しているのです。

　私が医師になって一年余りの内科の臨床研修を終え，心身症の臨床研修を始めた第一例の患者の記録が，同門の報告会で使用したスライドとしてまだ残っています。それをもとに紹介します。ドラマティックに良好な経過をたどった患者なので，今もかなり鮮明に記憶に残っていま

す。不整脈の心電図上の変化の経過をお示ししたいところですが，何しろ半世紀近く昔のスライドなので，豊富な心電図のスライドが薄く変色してしまっており，提示に堪えないことをとても残念に思います。

症例 B：45 歳，男性，印刷工場経営者
主訴：動悸，不整脈，胸内苦悶感
現病歴：幼少時より健康でした。8 人兄弟の 6 番目でしたが，小学 3 年生（10 歳）のとき母が急死し，その後，自分が妹と弟の世話をしながら大きくなりました。13 歳のとき，家が破産したため，15 歳のとき中学を中退して満州で就職しました。第二次世界大戦の後，帰国して印刷工場の経営をはじめました。34 歳のときに現在の妻と見合い結婚し，妻とのあいだに子供が二人（11 歳の娘，9 歳の息子）います。38 歳のとき，自分の工場に女性職員が就職してきました。42 歳のときこの女性職員と不倫関係になり，さらに一年後に，大学卒の男性の部下が勤務するようになりましたが，この部下には不信感を抱くようになりました。

44 歳のとき，工場でこの女子職員が事故で指を負傷し出血しましたが，それを見た瞬間に，初めて不整脈，動悸が出現しました。髪の毛が一本立ちしたような気分でした。それ以来，対人関係や職場でストレスを強く感じたときに，不整脈，動悸，胸内苦悶感が出現するようになりました。とくにこの女性職員が関係した問題でストレスを強く感じるようになっていました。そこで初めて市中病院を受診し，外来通院で薬物治療を開始しました。しかし，まったく薬物治療の効果はなく，むしろ症状は増悪しました。

医師からは，「薬をチャンと飲んでいますか？」と言われたのですが，実際には医師の処方通りに内服していたので，自分の症状は重症なのだと思い込み，不安がますます強くなったと言います。その後，大学病院の心療内科を受診するように勧められ，外来を受診したところ，すぐに入院を勧められました。その 1 ヵ月後に，大学病院の心療内科へ入院し，

私が主治医になったのです。

入院後の経過：入院直後は不安に満ちた顔貌。脈拍：1分間42回，脈拍欠損42回（二段脈）。血圧：144/84 mmHg。心音：全面に Levine 1度の収縮期性雑音あり。自律神経検査（メコリールテスト，アドレナリンテスト等）：交感神経緊張型。心電図では，多源性多発性期外収縮が認められました。

入院後すぐ，身体的に精査をしながら，毎日1時間，患者の話を聴きながら，心理社会的側面の情報を，一緒に整理していきました。自分の経験したストレスと不整脈の関連（心身相関）が理解できたこと，ストレスの原因が理解できたことにより自分のこれからの身の処し方が固まったことなど，が心理的安定につながったものと考えられます。このような経過をたどるなかで，薬物はまったく使用していないのに，不整脈は出なくなり，不安も和らぎ，症状が改善したため，3週間後に退院となりました。

コーネルメディカルインデックス（CMI）は，入院時はIV領域でしたが，3週間後の退院時にはI領域まで改善していました。不安が和らぎ，心理的に安定したことを示す所見と考えられます。退院後も，不整脈や動悸の症状は再発せず，元気に仕事に専念していました。

次の例は，私の親しくしている知人から聞いた実話です。

症例 C：60歳，男性，公務員

主訴：腰痛（激痛）

経過：朝起きてすぐ，重たいものを持った途端に急激に激しい腰痛が生じました。人生ではじめて経験した「ぎっくり腰」です。これまでの人生で経験したことのない激痛でした。動くと腰部に激痛が走るため，初日は一日中ベッドに横になっていましたが，安静にすると多少でも楽になるような気配をまったく感じなかったことと，仕事がたまっていたため，やむなくゆっくりとベッドから起き上がり，職場に出て仕事を続

けていたところ，3日後にはほぼ普通に歩けるようになるまで回復しました。医療機関を受診しませんでした。必要に迫られていて，重たいものを持つことを控えなかったため，その後も年一回程度の再発を，数回繰り返しましたが，そのつど無治療のままで経過を観察し，自然治癒しました。薬物治療はまったく受けませんでした。

　本人の感想として，放置していて激しい腰痛は自然治癒したため，もしそのときどのような治療を受けていたとしても，腰痛の症状は改善したと思われるので，「受けた治療が効いた」と思っただろうと語っています。自分の病態の自然経過の特徴を知っておきたかったので，放置して経過を観察していた，とのことです。まさに「日にちぐすり」を実践したお話です。

　治療は生体の自然治癒力を前提として成り立っています。種々の病気を治すために重要なことは，自然治癒力を高めて，自然治癒を促進し，自然治癒を妨げている条件を排除することです。生体の自然治癒過程に配慮しながら，自然の法則にしたがって，治療上の細かな調節をするのが治療行為なのです。

　自然治癒力を念頭におくと，次の「治療の4原則」が生まれます。
1. 自然治癒の過程を妨げないこと
2. 自然治癒を妨げているものがあれば，これを取り除くこと
3. 自然治癒力が衰えているときには，これを賦活すること
4. 自然治癒力が過剰のときには，これを適度に弱くすること

　プラセボ反応（効果）の研究は，病気の治癒過程（healing process）をよりよく理解するために役立つものと考えられます。多くの要因により影響を受けるがゆえに科学的研究が難しいため，避けてきた「自然治癒力」の科学的研究が，今後必要ではないでしょうか。

　自然治癒力を高めるには，昔から経験的に人類の知恵として蓄積され

てきた「養生法」が役立ちます。養生法の基本は，生活習慣の調整です。
具体的には，食事，運動，心の持ち方，が三本柱です。つまり，自然治
癒力は，食事・運動・心の持ち方を三本柱とするライフスタイルのあり
方に，大きく影響を受けます。

11 薬物治療の効果を高めるための ストラテジー（1）

―プラセボ投与時の改善率を高めると患者にはどのような 恩恵があるのか―

　プラセボに関するいろいろな問題を，主としてデータに基づきなが ら，プラセボ対照群を設けたランダム化比較試験（RCT）を実施して医 薬品の臨床効果を科学的に評価する視点から，多角的に眺めてきました。

　新しい医薬品の有効性を確認するためには，薬物投与群とプラセボ投 与群の比較をします。そして，薬物投与群の改善率からプラセボ投与群 の改善率を差し引いて評価します。その後，プラセボ投与群の改善率の データは，しばしば捨てられてしまいます。

　したがって，差し引いた後のプラセボ投与群の改善率は，あたかも最 初から存在しなかったかのごとく，私たちの意識のなかから遠のいてい きます。製薬企業の方だけでなく，医師も，CRCも，患者も，一般市民 の方も，この点では同じような傾向が認められます。そこで，製造販売 後の医薬品を使用した際に認められる病態や症状の改善は，すべて薬物 に起因するものであるかのように思ってしまいがちなのです。

　私は長年にわたって，臨床薬理学を専門とする者として，医薬品の科 学的評価の領域で研究および教育活動を続けてきました。しかし同時 に，臨床医として内科領域における心身症患者の診療にも携わってきま した。そこで，本章ではプラセボ投与時にみられる種々の病態や症状の 改善とその意義について，治療者としての視点から眺めてみたいと思い ます。プラセボ投与群の改善は，治療医学において示唆に富んだ多くの ヒントを与えてくれるように思うからです。

　治療者の視点に立って，プラセボを投与されたときの生体側の反応の 方に焦点を当てたいので，プラセボ投与時に認められる症状や病態の改

善に対して，本章では，「プラセボ効果」という表現の代わりに，「プラセボ反応（Placebo response）」（Pと略す）という用語を使って記述することにします。

1. 薬物治療の効果に関する構造的理解

　種々の疾患の病態や症状は，薬物投与なしの条件下でも，当然のことながら変動します。このような変動をその理由の如何を問わずに，「自然変動（Natural fluctuation）」（Nと略す）として一括して表現することにします。古くから巷で伝えられてきた「日にちぐすり」という言葉があるように，生体には本来備わっている「自然治癒力（Vis medicatrix naturae）」があり，多くの症状は時間の経過とともに改善することが多いのです[1,2]。

　薬物投与群とプラセボ投与群の間で比較試験を行う臨床評価の場では，この自然変動（N）のなかに，薬物とプラセボ以外の要因で生ずる変動はすべて含まれます。糖尿病治療薬の臨床評価では，食事療法や運動療法の影響も含まれます。向精神薬の臨床評価では，心理的側面に働く種々の治療法の影響も含まれます。一般に，生命現象の特徴である自然治癒力による自然治癒傾向は，Nの大きさを規定する最大の要因になっています。

　そこで，プラセボ投与群に観察される病態や症状の変化（一般に“改善”）は，構造的には**図1**のように表現することができます[3]。Nの上にPが乗っていますので，N+Pと表現することができます。ここで，プラセボを投与したことに起因する真のプラセボ反応（**図1**のP）だけを純粋に取り出して評価するためには，プラセボを投与しない自然経過だけを同じ医療環境下で観察してNの大きさを調べ，これを差し引く必要があります。つまり，プラセボ投与群と自然経過観察群（**図1**の薬物・プラセボ非投与群）の比較試験が必要になってきます。

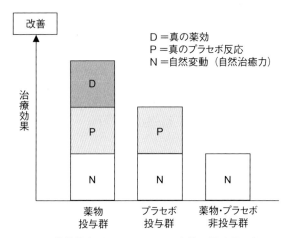

図1 薬物投与時に認められる改善の構造的理解

しかし，実際の臨床の場でNの大きさだけを観察する群を設定することは，特別に軽い症状（たとえば軽症の感冒など）以外では倫理的に許されないため，Nの大きさも，したがってPの大きさもわからないことが一般的です。そこで，医療者も患者を含む一般市民も，Nの大きさの実態を知ることができないのです。プラセボ投与群の改善率は，NとPを分離できないまま，N＋Pの大きさを観察していることになります。

薬物投与時の病態や症状の変化（改善）についても，構造的に**図1**のように理解することができます[3]。つまり，「薬物に起因する効果（薬効，Drug effect）」（Dと略す）は，実際に観察されるN＋Pの上に乗って現れるのです。そこで，薬物投与時にみられる改善率は，N＋Pの上に薬物による真の薬効（**図1**のD）が加わったD＋N＋Pです。

私が実際に経験した医薬品（消炎鎮痛薬の貼付剤，抗不安薬，片頭痛治療薬，糖尿病治療薬）の臨床評価（ランダム化比較試験 RCT，治験）における薬物投与群の改善率（D＋N＋P），プラセボ投与群の改善率（N＋P），薬物による改善（真の薬効 D）を表にしてみました（**表1**）[2,5]。薬物の真の薬効（D）は，各薬物投与群の改善率である，78％，58％，

表1 消炎鎮痛薬，抗不安薬，片頭痛治療薬，糖尿病治療薬の治験（RCT）で
みられた改善に関する構造的理解：新GCP（1997年）以前に著者がコ
ントローラーを務めた治験から抜粋

医薬品	疾患	薬物投与群の改善率（D+N+P）	プラセボ投与群の改善率（N+P）	真の薬物による改善率（D）
消炎鎮痛薬（貼付剤）	外傷性疾患	78%	63%	15%
抗不安薬	内科領域の心身症	58%	42%	16%
片頭痛治療薬	片頭痛	52%	28%	24%
糖尿病治療薬	2型糖尿病（NIDDM）	43%	13%	30%

D＝真の薬効，P＝真のプラセボ反応，N＝自然変動（自然治癒力）

52%，43%そのものではないことと，プラセボ投与時の改善率が相当高
いことに注目したいと思います。真の薬効Dはこの二者の差ですので，
Dは一般に多くの方が思っている値より低くなります。

　同じ病気であっても病気の時期や薬の使用量，あるいは効果の評価方
法（評価指標や評価期間の長さ）などにより改善率の数値は変わってき
ます（表2, 3）。そこで，数値そのものよりも，全体のイメージを掴む
ようにしていただきたいと思います。

　打撲・捻挫などの外傷性疾患では，自然治癒過程にある症状に消炎鎮
痛薬（貼付剤）を使用しますので，治癒の速さを観察していることにな
り，当然のことながらN+P>Dになります。内科領域の心身症を対象
にした抗不安薬の使用に際しても，症状は不安・緊張だけでなく種々の
非薬物要因の影響を受けますので，N+P>Dになります。糖尿病治療
薬では，薬物の効果を明らかにするために食事療法と運動療法の強さを
変えない条件下で治験を行いますので，D>N+Pになります。このよ
うに病気と薬の種類によって，DとN+Pの比率は異なってきます。

　臨床試験により得られるDとN+Pの大きさは，患者集団から得られ

表 2　糖尿病治療薬の治験（RCT）でみられた改善に関する構造的理解：新 GCP（1997 年）以前に著者がコントローラーを務めた治験から抜粋

医薬品	疾患	用量	薬物投与群の改善率（D＋N＋P）	プラセボ投与群の改善率（N＋P）	真の薬物に起因する改善（D）
糖尿病治療薬	2 型糖尿病（NIDDM）	高	59%	13%	46%
		中	36%	13%	23%
		低	26%	13%	13%

D＝真の薬効，P＝真のプラセボ反応，N＝自然変動（自然治癒力）

表 3　糖尿病治療薬と片頭痛治療薬の治験でみられた改善に関する構造的理解：新 GCP（1997 年）以後実施された治験

医薬品	疾患	治験	薬物投与群の改善率（D＋N＋P）	プラセボ投与群の改善率（N＋P）	真の薬物に起因する改善（D）
糖尿病治療薬	2 型糖尿病（NIDDM）	1	52%	20%	32%
		2	49%	14%	35%
		3	45%	16%	29%
片頭痛治療薬	片頭痛	1	79%	39%	40%
		2	74%	51%	23%

D＝真の薬効，P＝真のプラセボ反応，N＝自然変動（自然治癒力）

た値であり，個々の患者では，D と N＋P の比率に大きな個人差がみられるはずです。しかし，私たちは D と N＋P の比率が，個々の患者でどのようになっているのかを数値で把握する手段を持ち合わせていないので，実態を知ることができません。そのような限界はありますが，個々の患者についても，薬物治療の効果は N＋P の上に D が乗って現れているものと考えてよいと思います。

2. プラセボ投与時の改善率（N＋P）を高めることにより患者が受けることのできる恩恵

　薬物治療の恩恵を受ける最大の受益者は，患者です。医療は患者のためにあるからです。患者がいなければ，医薬品も医療も不要になりますので，自明のことです。では，N＋Pを高めることにより，患者はどのような恩恵を受けることができるでしょうか。

　薬物治療の効果は，薬物の効果Dだけでなく，非薬物要因の影響，つまり，N＋Pを高めると，当然のことですが高まります。また，N＋Pが高まると，病気の回復力が高まり，薬物治療中の薬物の投与量が少なくてすむようになります。

　N＋Pを高めることにより患者が受けることのできる恩恵としては，次の三点を挙げることができます。

1）薬物治療の効果が高まる

　Dの大きさは同じであっても，N＋Pが高まると，薬物治療の効果が高まります（図2D）。Dが大きくなると，さらに薬物治療の効果は高まります（図2E）。

2）薬物治療の薬物必要量が減る

　N＋Pが高まると，同じ効果を得るために必要な薬物の投与量が少なくてすむようになります（図2C）。

3）薬物が不要になる

　NまたはN＋Pがさらに高まると，薬物を使う必要がなくなることもあります（図2F）。健康度から考えると，薬物が不要になるに越したことはありません。

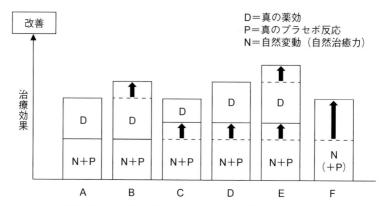

図2 治療効果を高めるためのストラテジーに関する構造的理解
A：通常の薬物治療の効果
B：D を高めると薬物治療の効果は高まる
C：N+P を高めると薬物投与量を減らしても A と同じ効果を得られる
D：N+P を高めると薬物治療の効果は高まる
E：D と N+P をともに高めると薬物治療の効果はさらに高まる
F：N（と P）をさらに高めると薬物が不要となる

3. 薬物治療の効果（D+N+P）を高めるために

　薬物治療の臨床効果は，薬物の作用（薬物固有の薬理作用）や投与量・投与方法など薬物側の要因によって，当然規定されます。そこで，病態の適切な診断（評価）と適正な医薬品の選択，投与量・投与方法の選択はとても重要になってきます。しかし，前述したように，薬物の治療効果は，薬物に関連する要因だけで決まるものではなく，薬物以外の多くの要因（非薬物要因）の影響を受けているのです。これがプラセボ投与群の改善率（N+P）に現れているのです。

　非薬物要因としては，とくに疾患に伴う諸要因（疾患の種類，重症度，疾患の時期など）と疾患以外の諸要因（医療者側の要因，患者の年齢，治療環境，患者と医療者の信頼関係，といった要因など）が重要となっ

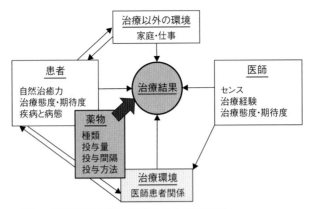

図3　薬物治療効果に影響する非薬物要因

てきます[4]（**図3**）。

1）真の薬物効果（D）を高めるために

　生体に投与された薬物の効果や薬理作用の強さは，次の三つの要因によって規定されます。

　①薬物の種類（薬物の有する薬理作用の特性）

　②作用部位における薬物濃度

　③薬物に対する生体の感受性

　この三つの要因の関係を模式的に簡潔な式（函数）で表わすと，次のようになります。

　　E＝k・f（a，C，S）

　　　　E：薬理作用の強さ（Drug effect）

　　　　k：比例定数

　　　　a：薬物の固有活性（Drug action）

　　　　C：薬物濃度（Drug concentration）

　　　　S：薬物に対する生体側の感受性（Sensitivity to the drug）

したがって，Eは作用部位におけるCとSにより規定されます。Sは体外から操作することは困難ですが，Cは薬物の投与量と投与間隔を調節することにより操作可能です。Cは，薬物動態（吸収・分布・代謝・排泄）の影響を受けます。

Dを高めるような合理的な投与設計をすると，薬物治療の効果は当然のことながら高まります（**図2B**）。Dを高めるためには，適切な薬物を選択し，薬物動態に影響を与える病態の変化に配慮しながら個々の患者の体内から薬物が消失する速度（クリアランス）の変化（多くは減少）の度合いに応じて，投与速度（投与量/投与間隔）を調節（多くは減少）することが必要になってきます。Cは，「薬物投与速度（投与量/投与間隔）」に比例し，「クリアランス」に逆比例して増減するからです。

2）自然治癒力（N）とプラセボ反応（P）を高める：N+Pを高める

現代のように有効な薬のまだなかった時代のことですが，医聖として名高いヒポクラテス（紀元前460年頃〜370年頃）は，自然治癒力を重視しました。病気は当時一般的に考えられていたように「超自然の力」よって起こるのではなく，「自然の力」によって生ずる，と考えました。そして，健康はからだと心を含む，内的な力と外的な力との調和的バランス状態の表現であるとし，自然治癒力を重視したのです。

「自然が病を癒す。人体に生まれつき備わっている反射と同様に，自動的に働く。自然はこの本質的なふるまいを，訓練も教育もなしに行うものだからである。」と言っています。ヒポクラテスは，二十世紀になってやっと認められるようになった環境医学の父でもあります。ヒポクラテス学派の医師たちは，師の教え「何よりもまず，患者を傷つけないこと」を常に守ろうと努めたと伝えられています。

また，中世のフランス人外科医パレ（1510〜1590年）の残した言葉，「我，包帯す。神，癒し賜う。」は現代でも正鵠を射ていると言えます。医学にできることは，癒しがうまく行われるように助けることであり，

「人が傷の手当てをし，神がそれを癒す」というわけです。「神」を「自然」に置き換えて理解してもよいかと思います。

N+Pを高めるための工夫といっても，食事が口から摂れない患者，足腰に障害のある患者など，いろいろな事情がありますので，個別化して考える必要があります。本章では，よくある疾患として生活習慣病(肥満，高血圧，糖尿病，動脈硬化にもとづく脳・心疾患，がんなど）を例にして，考えてみることにします。

薬物治療に限らず，一般に，治療は生体の「自然治癒力」を前提として成り立っています。種々の病気を治すために重要なことは，自然治癒力が弱っている場合はその回復を，とくに弱ってはいない場合には増進をさせて，自然治癒力を高めることにより，自然治癒を促進させることです。また，自然治癒を妨げている要因があれば，これを排除して自然治癒を促すことです。

このようにして，自然治癒過程に配慮しながら，自然の法則にしたがって，細かな調節をするのが治療行為なのです。つまり，N+Pが低下している場合にはその回復を，N+Pが低下していない場合にはそれを増強させて，N+Pを高めることを目指すことが，治療効果を高めるのに役立つわけです。

薬物治療は，あくまでも多くの治療法の一部ですが，治療行為は「疾患（Disease）」だけが対象になるのではなくて，疾患を有する「病人（Patient with disease）」を対象にしているので，患者と医療者間の信頼関係をベースにして展開していきます。あらゆる病態や症状には，大なり小なり，心身相関が認められます。そこで，心理社会的要因をも考慮した「養生法」に基づく自然治癒力を高めるための枠組み作りが重要となってくるのです。

自然治癒力は，生物界一般に広く認められる自然現象です。私たちの身の回りを見渡してみると，植物でも，動物でも，自然治癒力を顕著に認めることができます。人間についても例外ではありません。人体には

潜在的な回復力が備わっており，失われた平衡を取り戻そうとする生体の自動的な生命力なのです。病気になった場合にも，治癒は自然に起ころうとしています。つまり，ホメオスタシス（恒常性）は生命現象の本質だということです。

　私は長年心身医学領域の診療を行ってきましたが，抗不安薬と抗うつ薬を主体にした向精神薬による薬物治療を行う際に，薬物の合理的な使用法だけでなく，Pを高めることを常に意識してきました。N＋Pを高めることを考える際に，とくにPに焦点を当ててみると，狭い意味でのプラセボ反応（真のプラセボ反応）について考える必要があります。科学的にみればまったく価値がないように見えるものであっても，患者がその治療法を心から信じ，治る（または，効く）という信念を持つと，暗示効果も出て，さらにはNを高める作用も加わって，優れた治療効果をあげる可能性があるのです。

　医療機関を受診して，医師に病名をつけてもらうだけで，重大な事態ではないことがわかったり，今後の治療経過の道筋がみえるようになって，心が安らぐものです。医療を受診することにより生まれる効果なので，「受療効果」ととらえることができます。

　医師の信念と患者の信念，その相互作用によって，プラセボ反応はますます強化されていきます。医師が自分の行う治療法の価値を確信すること，患者もその治療法を信ずること，患者と医師がお互いに信じ合うこと。この三つの要素が最適条件で働けば，たとえ非合理的な理論に基づく治療法でも，改善が起こりうるということを，医学の歴史は示してきました。近代医学が誕生するまでの治療医学の歴史は，「プラセボ反応の歴史」であったと言っても過言ではないと思います。

　生体側の生命現象としての自然治癒力を根底にしっかりと見すえながら，ハードな存在である薬物を，ソフトな存在である個々の患者の特性に応じて，個別化して使うことが薬物治療では望まれるのです。これが，より有効でしかも安全な薬物治療を目指す「合理的薬物治療」のあるべ

き姿だと思います。したがって，薬物治療の効果を高めるためには，薬
物の使い方だけでなく，自然治癒力を含む N+P を高めることが，とて
も重要になってきます。

　私は，長年にわたってストレス病を診療してきました。たとえば，あ
らゆる薬物療法を試みてもコントロールできない慢性疼痛の患者が紹介
されて受診し，N+P を高めることにより治療効果を高めて，薬なしで
社会復帰していくといった姿を，幾度となく経験してきました。

　これからの治療法として期待されている遺伝子解析を実施するプレシ
ジョンメディシンでも，この薬物治療の効果に関する構造的理解に基づ
く基本構造は同じだと考えられます。

　薬物治療時の効果は，「自然治癒力を含む自然変動 N とプラセボ反応
P」（N+P）の上に真の薬効 D が乗っている，と構造的に理解すること
ができます。したがって，薬物治療の効果を高めるためには，薬物の合
理的な使い方をするだけでなく，N+P を高めることが役立つのです。

12 薬物治療の効果を高めるための ストラテジー（2）
―ライフスタイルの改善により「自然治癒力」を高める―

　すでに述べてきたように，プラセボ対照ランダム化比較試験（RCT）の結果から得られた被験薬投与群の改善率とプラセボ投与群の改善率を使用して，「薬物治療効果の構造的理解」という考え方を導き出すことができます。薬物投与時の改善率は，「自然変動（Natural fluctuation）」（Nと略す。生命現象の本質である「自然治癒力」が主体）とプラセボ投与群の改善率（Pと略す。プラセボ反応またはプラセボ効果）を合わせた「N＋P」の上に，薬物そのものによる改善率（Dと略す。真の薬効）が上乗せされて出現していると理解することができます。したがって，薬物投与時の改善率は，「N＋P＋D」と表現できます。

　そこで，「N＋P」を高めると，「N＋P＋D」は当然高まり，薬物治療の効果が高まります。さらには，使用する薬物の減量ができる可能性があります。薬物が不要になることさえ可能です[1,2]。本章では，「N＋P」を高めるためのストラテジーについて，「自然治癒力を高める」という視点から取りあげることにします。

1. 薬物治療効果を構造的に理解することにより見えてくるもの

　種々の疾患の病態や症状は，薬物投与をしなくても変動します。疾患の種類や患者の状態（病態や年齢など）にもよりますが，一般に，自然経過として，改善に向かったり，悪化したりするわけです。本書では，このような自然経過としての変動を「自然変動，N」として表現してきました。生体に本来備わっている「自然治癒力（*Vis medicatrix naturae*）」

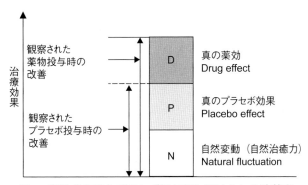

図1　薬物投与時とプラセボ投与時に認められる改善率
　　　の構造的理解

があるため，一般に想像されている以上に，多くの疾患の症状は改善に
向かう傾向が認められます。これが生命現象の特徴です。

　薬物投与群とプラセボ投与群のあいだでランダム化比較試験を行って
臨床評価を行う場面では，このNのなかに，薬物とプラセボ以外の要因
で生ずる変動はすべて含まれます。生活環境の変化や，食事や身体活動
といったライフスタイルの改善の影響も含まれることになります。

　そこで，プラセボ投与群で観察される病態や症状の変化は，構造的に
理解しようとすると，**図1**のように表現できます。Nの上にPが乗って
いますので，N+Pと表現することができます。Pは主として暗示効果
ですが，生体の本来有している心身の生理機能の働きを介して発現しま
す。

　すでに繰返し述べてきたように，プラセボを投与したことに起因する
真のプラセボ反応（**図1**のP）だけを純粋に取り出して評価するために
は，プラセボを投与しない自然経過だけを同じ医療環境下で観察してN
の大きさを調べて，これを差し引く必要があります。つまり，プラセボ
投与群と自然経過観察群の比較試験が必要になってきます。しかし，実
際の臨床の場で，自然経過観察群を設けてNの大きさを評価すること

表1　薬物投与時の改善率のなかで占める N+P と D の比率：医薬品別

医薬品	疾患	プラセボ投与群の改善率（N+P）	薬物による真の改善率（D）
消炎鎮痛薬（貼付剤）	外傷性疾患	81%	19%
抗うつ薬	うつ病	75%	25%
抗不安薬	心身症（内科領域）	72%	28%
片頭痛治療薬	片頭痛	54%	46%
糖尿病治療薬	糖尿病 2 型	30%	70%

N：自然変動（主として自然治癒力），P：プラセボ効果（反応），D：真の薬効

は，軽症の感冒など軽い症状の場合は例外として，一般には倫理的に許されません。そのため，N の大きさはわかりません。N がわからないので，P の大きさもわかりません。したがって，プラセボ投与群の改善率は，一般に，N と P を分離できないまま，N+P の大きさを観察していることになります。

薬物投与時の病態や症状の変化（多くは改善）についても，構造的に図1 のように理解することができます。つまり，「真の薬効，Drug effect（D）」が，N+P という下駄を履いているのです。そこで，薬物投与時に見られる改善率は，N+P の上に薬物による真の薬効（図1 の D）が加わった「N+P+D」と表現することができます。一般に，D も P と同様で，薬物に固有の薬理作用は，生体の本来有している心身の生理機能の働きを介して発現します。

私が実際に経験した医薬品（消炎鎮痛薬の貼付剤，抗不安薬，片頭痛治療薬，糖尿病治療薬）の治験（ランダム化比較試験，RCT）のデータをもとにして，これに FDA から発表されている抗うつ薬の治験に関するデータを加えて，プラセボ投与群の改善率（N+P）と薬物による真の改善率（D）が，薬物投与時の改善率（N+P+D）のなかで占める比率を表したものが表1 です。薬物投与時の改善率を 100% として表現した

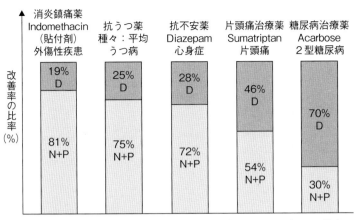

図2　各種薬物治療時における改善率のなかで占めるN＋PとDの比率
N：主として自然治癒力による改善　P：プラセボによる改善　D：真の薬効
（薬による改善）

際の，DとN＋Pの比率です。

　わかりやすく図示すると，**図2**のようになります。同じ疾患であって
も病気の時期や，薬の投与量，あるいは効果の評価方法（評価指標，投
薬期間，評価時点）などにより改善率の数値は変わってきます。したがっ
て，数値そのものにこだわるのではなく，NとPとDの全体のなかで
占める割合のイメージを把握するようにしてください。

　打撲・捻挫などの急性期の外傷性疾患では，自然治癒過程にある疼
痛・腫脹といった症状の軽減を目的として消炎鎮痛薬（貼付剤）を使用
していますので，治癒の速さを観察していることになります。当然のこ
とですが，N＋P＞Dになります。内科領域を受診する心身症では，主
たる症状は不安・緊張とそれに伴う身体症状や種々の自律神経症状が多
く，薬物以外の要因（非薬物要因）の影響を受けやすいため，N＋P＞D
になります。II型糖尿病では，薬物そのものの効果を評価するために，
食事療法と運動療法の強度を治験期間中には変更しないという条件下で
治験を行っていますので，D＞N＋Pになります。このように疾患と薬

物の種類によって，ＤとＮ＋Ｐの比率は異なってきます。

　すでに述べたように，上記のような臨床試験により得られたＤとＮ＋Ｐの数値（大きさ）は，患者集団から得られた値です。患者集団を対象にした臨床試験の場では，ＤとＮ＋Ｐの大きさを分離して評価することが可能です。試験デザインを工夫し，さらに倫理的に許されるという条件が整えば，Ｄ，Ｐ，Ｎの大きさを分離して評価することも理論的には可能です。

　個々の患者を対象にする場合には，疾患の病態や症状の改善に寄与するＤとＮ＋Ｐの比率には，個人差が大きいことが推測できます。しかし，個々の患者の治療を目的とする診療の現場では，ＤとＮ＋Ｐの大きさの比率が個々の患者でどのようになっているのかを数値で把握する手段を，私たちは持ち合わせていません。そのため，個々の患者での実態を数量化して把握することができません。

　したがって，個々の患者については，集団から得られたデータを使用して，患者個人に生じていることを推測することしかできないのです。このような限界を知ったうえでの話になりますが，個々の患者においても，薬物治療の効果は，Ｎ＋Ｐの上にＤが乗って現れているものと考えてよいと思います（**表2**）。

　薬物が生体に及ぼす作用は，生体が本来持っている機能を増強させるか，または，減弱させることが基本になります。前者が作動薬（アゴニスト）の作用であり，後者が拮抗薬（アンタゴニスト）の作用です。したがって，そのときの生体機能の状態によって，薬物の作用の発現のしかたは影響を受けます。

　薬物投与時に認められる薬物の生体に及ぼす作用は，対象疾患の病態時の機能が悪化しつつある病期にあるのか，回復期にあるのか，によっても異なってきます。病態時の機能が悪化する方向に向かっている時期

表2 薬効の構造的理解：臨床試験から得られたデータから個々の患者で起
こっていることを推測する際のポイント

1）集団（Population）を対象にする臨床試験の場では，D（真の薬効），P（真のプラ
セボ反応），N（自然治癒力が主体となる自然変動）を分離できる！
2）個人（Individual）を対象にする日常診療の場では，D，P，N を分離できない！
3）患者個人に生じていることは，集団から得られたデータを使って推測することし
かできない！

には，薬物の効果は出現しがたく，反対に，回復期には，薬物の効果は
出現しやすくなります。

　このような私たちの臨床で得ている経験に，「薬物投与時の個人に現
れる効果はN+Pの上にDが乗っており，N+P+Dになる」との考え
は合致していると思います。

2. プラセボ関連誤謬（錯覚）：Placebo related fallacy （中野）

　前述したように，被験薬の実力（主として有効性）は，被験薬の改善
率からプラセボ投与群の改善率を差し引くことにより，差を求めて評価
します。しかしその後，被験薬の評価が行われて時間が経過すると，被
験薬投与群の改善率そのものが被験薬の実力であるかのように思ってし
まう傾向が，私たちには認められます。つまり，プラセボ投与群の改善
率の値は，被験薬の有効性を評価する際に差し引いて利用した後には，
捨てられてしまうことが多いのです。

　したがって，被験薬投与群の改善率の数値が独り歩きして，あたかも
被験薬の実力であるかのように思われがちです。この傾向は，製薬会社
サイドで働く人たちにも，患者を含む一般市民や医師を含む医療者全体
にも広く認められる現象です。私はこの現象を「プラセボ関連誤謬」
（Placebo related fallacy）と名付けています。「プラセボ関連誤謬」は，人
の陥りやすい錯覚の一種です。

表3　プラセボ関連誤謬（錯覚）：Placebo related fallacy（中野）

1. プラセボ投与時には無治療なので，症状は改善しないか，悪化すると考える。
2. プラセボ投与時の症状の変化（改善等）を，プラセボにより生じたと因果関係で説明しようとする。
3. プラセボ投与時の症状の変化（改善等）を，心理的（暗示）効果だけで説明しようとする。
4. 薬物の有効性・安全性の科学的評価時には，プラセボ投与群との比較を行うが，評価後にはプラセボ群のデータを軽視するか，忘れてしまう。

「プラセボ関連誤謬」は，大きく分類すると，次の四つの誤った認識から成り立っています（表3）。

1) 薬理作用を有さないプラセボの投与時には，治療をしていないことになるので，患者の病態・症状は改善しないか，あるいは悪化するはずであるという誤謬。これは，N＋Pの軽視または無視により生じます。

2) プラセボ投与時にも病態や症状は変化するが，このような変化（改善等）は，プラセボを投与したことに起因して生じたと，プラセボとの因果関係だけで説明しようとする誤謬。これは，Nの軽視または無視により生じます。

3) プラセボ投与時に現れる病態や症状の変化は，プラセボを薬物だと思って使用したために生じた心理的効果（暗示効果）であるとして説明しようとする誤謬。これは，Nの軽視または無視により生じます。

4) 薬物の有効性と安全性を科学的に評価する際には，プラセボ投与群との比較を行いますが，評価が終わった後は，プラセボ群の改善率などのデータを軽視するか，無視してしまうという誤謬。これは，N＋Pの軽視または無視により生じます。

3. ライフスタイルの改善により「自然治癒力」を高める

　わが国は現在，国民の 2 人に 1 人ががんになり，3 人に 1 人ががんで死亡します。ということは，6 人のうち 2 人ががんで死亡しますが，6 人のうち 1 人はがんにはなってもがんでは死亡しない（「がんサバイバー」になる）ということです。がんサバイバーになるのは，がんの早期発見・早期治療が功を奏するからですが，自己防衛のメカニズムががん細胞を抑え込むことができるからでもあります。

　脳腫瘍から生還した脳外科医ダヴィド・S・シュレベールの著した『がんに効く生活 〜克服した医師の自分でできる「統合医療」〜』には，医師としての自らの体験に基づいて，がんの治療に有効な生活として，(1) 環境を知ること，(2) 効果のある食物，(3) 心の力，(4) 運動について，詳細にまとめられています[3]。

　シュレベール自身は，脳腫瘍の診断を告知されたのち，外科治療と化学療法を受けましたが，脳腫瘍は再発しました。シュレベールは医師であり，研究者であり，米国ピッツバーグ大学統合医療センターの責任者でもありました。そこで，がんの予防や治療に役立ちそうなアプローチに関する多くの情報を得ることができたのです。通常の治療法以外にも，人が本来持っている自然治癒力を強めることができる可能性のあるものであれば，何でも研究することにしました。科学的データを集めて明らかになったのは，私たちは誰でも，体のなかに眠っているがん細胞を持っており，がんとの闘いのなかでがんを防衛するメカニズムが大きな役割を果たしているということでした。

　シュレベールは次のように書いています。「私たちは誰でも，体内にがん細胞の芽を持っているだけでなく，その芽ががんに育つプロセスを妨げるように身体は作られている。それを活用するかどうかは，本人次第である。また，欧米人の文化とは異なる文化を持つ人々のほうがはるかに，そうした防衛メカニズムを活用している。」「乳がん，結腸がん，前

立腺がんなど，欧米諸国で猛威をふるうがんのアジアでの発症率は，欧米の7分の1から60分の1にすぎない。しかしながら，前がん状態の微小腫瘍の存在は，50歳前にがん以外の原因で死亡するアジア人男性の前立腺にも，欧米人の同世代の男性と同じ程度見られる。つまり，アジア人のライフスタイルには，微小腫瘍を成長させないようにする何かがあるのだ。」「反対に，欧米に住んでいる日本人ががんになる確率は，移住してからたった1〜2世代経っただけで，欧米人と同じレベルになる。欧米人の生活様式の何かが，私たちの体をがんから効果的に守ることの妨げとなっている。」「がんとは，何よりもまず遺伝子の仕業であり，ライフスタイルとは無関係であると思い込まされている。しかし，実際は逆である。」「遺伝子が関係しているのは，がんの死亡率の15%以下にすぎない。」[3]。

　がんの余命グラフは，右方に長いしっぽの形をしています。たとえ中央値が6ヵ月という短い期間であったとしても，しっぽの端には，がんになりながらも何年も生きている人がいます。がんになり，その運命と闘おうとしたときに目標とすべきは，グラフの曲線のしっぽの先端に達するために，自分にできるかぎりのチャンスを与えることだとの希望を持ち続けて，シュレベールは自分の脳腫瘍と向き合ったのです。

　シュレベールの言葉によると，「誰もが，統計を視野に入れながら，『グラフの長いしっぽ』を目指すことができる。この目的に到達するため，あるいは単純にがんから身を守るための最良の道は，自分の体の潜在能力をできるだけ引き出す方法を知り，より豊かな生活を送ることである。」

　たとえ科学的に十分な批判に耐えられるデータにはまだなっていないとしても，したがってライフスタイルの改善を行うことは一種の賭けのようなものだとしても，シュレベールの言うように，ライフスタイルを見直して改善することは，賭けるに値する試みなのではないでしょうか。

表4　自然治癒力を高めるために役立つライフスタイルの改善

1. 食事：適量，栄養のバランス
2. 身体活動：とくにウォーキング
3. 心の持ち方：人とのつながり（コミュニケーション）・生きがい・生きる意味・生への意欲・感謝の心・笑い・祈りなど
4. 生活のリズム：活動と休息（睡眠）
5. 言葉・文字の使用：聞く・話す・読む・書く・考える

人類の進化の歴史を視野に入れたうえで，
人の特徴を大切にして，人間らしく生きる！
➡自然治癒力を高めるのに役立つ！

　シュレベールの記している「がんと闘うための四つのシンプルなルール」は，（1）発がん物質のデトックス，（2）がんに対抗できる食生活，（3）適度な運動，（4）精神的な平穏を求めることです。

　この基本的な考え方は，がんに限らず，生体の機能を健全に働かせるのに役立つものであり，したがって多くの疾患，たとえば日本人の死因の最上位を占めている生活習慣病（がん，脳卒中，心筋梗塞）の予防と改善にも役立つと考えられます。「自然治癒力」を高めるのに役立ち，N+Pが高まると考えられるのです（**表4**）。

1) 食事

　栄養のバランスと適度なカロリー摂取をするために，食物の種類と量を適切に選択することは，健康の維持と病気の回復にとって重要です。身体を構成する組織のほとんどが，摂取した食物を材料にして，常に新しく作り替えられています。たとえば，胃の細胞は5日で入れ替わり，赤血球は4ヵ月で入れ替わります。成人の肝臓の細胞は，300日から500日ですべて新しくなります。したがって，何を食事として摂るかは，身体の健康の維持にとってとても重要なことです。

　私は内科医としての臨床研修を始めた若い頃から，「糖尿病食事療法

のための食品交換表」（日本糖尿病学会 編・著，現在は第 7 版，日本糖尿病協会・文光堂発行）を糖尿病ではない多くの方々にも勧めてきました。図表や食物の写真が豊富なため，栄養のバランスのとり方と自分にとって適量となるカロリーの摂取について，イメージを育てやすくなるからです。

　世界中の長寿で名高い地域（ロシア南部のアブハズ，エクアドルのヴィルカバンバ，パキスタンのフンザ）での調査研究[4]によると，これらの地域で平素の典型的な食事がよく似ていることがわかっています。カロリー摂取量は，現代社会の基準からみると低カロリーで，成人男子の一日のカロリー摂取量は，1800～1900 kcal です。タンパク質と脂肪の多くを野菜からとり，加工食品は食べずに，自然食品（精製していない全粒穀物など）を主として食べています。つまり，低カロリーで植物性の自然食品を中心とした食生活です。

　現代人の身体（したがって身体を作る遺伝子）は，数十万年前，まだ祖先が狩猟採集民だった頃に作り上げられたものです。当時の生活環境と栄養源に適応するように作られたものであり，私たちの身体や遺伝子はその後大きくは変わっていません。

　狩猟採集民であった頃の食事は，山菜・木の実・果物が中心で，野生動物の肉や卵はときどき食べる程度でした。現代人は，狩猟採集民の時代には存在していなかった食物が，摂取カロリーの大半を占めていることが，栄養調査によって明らかになっています。それは（1）精白糖などの精製糖，（2）精白小麦粉（精白パン，精白パスタなど），精白米，（3）植物油（大豆油，ヒマワリ油，トウモロコシ油，トランス脂肪酸）で，この三つの食物には，人体の機能に必要なタンパク質，ビタミン，オメガ 3 脂肪酸が不足しています。

　ディーン・オーニッシュの有名な「ライフスタイルハート試験」[5]があ

ります。この試験では，進行した心疾患患者を二つのグループに分けて，薬を使わずに生活様式の改善だけで治療した際の効果を確認しています。第一のグループには，低脂肪の植物性食品を一年間食べて，喫煙は禁止し，定期的に軽い運動をして，一日に 30 分間のストレッチ体操か，瞑想かリラックスするか，あるいはストレス解消になることを実行すること，毎週，精神面の社会支援グループに参加することを指示しました。第二のグループには，低脂肪の動物性食品を与え，コレステロール降下薬を使用して，米国心臓病協会の通常の心疾患治療プログラムを守ることを指示しました。

その結果，第一のグループでは，平均して総コレステロール値が 227 mg/dL から 172 mg/dL に下がり，LDL コレステロール（悪玉コレステロール）値が 152 mg/dL から 95 mg/dL に下がっています。患者の胸痛の頻度，継続時間，強さは劇的に改善しました。勧められた生活習慣を守れば守るほど，改善の程度は良好でした。症状の進行が止まるだけでなく，劇的に改善したのです。

第二の米国心臓病協会の通常の心疾患治療プログラムを実行したグループでは，良好な結果が得られなかっただけでなく，悪化していました。

結論として，米国心臓病協会のプログラムに従った患者で心疾患の改善が認められた者は 6 人に 1 人の割合だったのに対して，低脂肪と植物性食品を中心にしたオーニッシュのプログラムでは，4 人に 3 人の割合でした。バランスのとれた野菜中心の食事が，心疾患の治療に効果があることが実証されたのです。この所見は，世界の長寿者の多い地域の食生活を含むライフスタイルとも共通しています。

抗酸化物質が，健康の維持やがん，心疾患，その他の慢性疾患の予防に役立つことはよく知られています[4)]。抗酸化物質は若さと健康を保つ物質でもあります。免疫機能を高め，感染症やがんの危険を減らし，フ

リーラジカルによる細胞の損傷を予防する働きをしています。

　抗酸化物質は，新鮮な野菜や果物，全粒穀物，大豆などの豆類にも含まれています。果物や野菜に濃い色を与えるカロチノイドなどの有色の物質は抗酸化物質です。食事に有色野菜などを選択して，抗酸化物質を豊富に摂ると，がんや心疾患，黄斑変性症や白内障などの加齢に関係する多くの病気の予防にも役立ちます。

　食後の血糖値が短時間にどれだけ上昇するかを表す値として，血糖指数（Glycemic Index，GI値）があります。人工的に手を加えた精白糖や精白小麦粉などはGI値が高い食物で，食後の血糖が急速に上昇し，血中に増加したブドウ糖を細胞内に取り込むために，インスリンが分泌されます。そのとき同時に，インスリン様成長因子（Insulin like growth factor：IGF）も分泌されます。IGFは，細胞の成長を促進する役割を果たします。また，インスリンとIGFは両者ともに，炎症性因子を刺激する作用があります。炎症性因子には，がんの成長を促す働きがあります。

　インスリンやIGFの血中濃度を急激に高める砂糖が，近代になって氾濫するようになったことは，がんの増加の一因になっている可能性が考えられています。したがって，精白糖や精白小麦粉の摂取量を減らして，GI値の低い玄米などの全粒穀物による製品，野菜，豆類，果物などを多く摂取することにより，これらの食物に含まれるファイトケミカルの積極的な作用も加わって，がんの進行を抑えたり，健康を守ったりすることに役立つものと思われます[3]。

　「チャイナ・プロジェクト」（史上最大の疫学調査）の著者のT・コリン・キャンベルは，半世紀以上にわたって「栄養と健康に関する研究」を行ってきた人です[6~8]。チャイナ・プロジェクトは，米国のコーネル大学，英国のオックスフォード大学，中国予防医学研究所の合同で行われた壮大な国際的な調査研究です。中国農村部および台湾におけるさま

ざまな病気と食習慣やライフスタイルについて，調査されています。

多くの食習慣と病気とのあいだには，統計的に有意な関係があることが明らかにされました。とくに注目されたのは，食生活と病気との関連性に関する一貫した結果です。動物性食品をもっともよく食べている人たちは，もっとも多く慢性の病気を発症していました。一方，植物性の食物をもっともよく食べている人たちは，健康が維持できていたり，慢性の病気になっていなかったのです[6]。

総括すると，心臓病，糖尿病，肥満などは，健康的な食生活の改善によって，予防したり，病状が改善したりします。各種のがん，自己免疫疾患，骨や腎臓の疾患，認知症などの予防と改善に役立つことが証明されている食習慣とは，「植物性食品中心の，未精製・未加工の食べ物（ホールフード）で構成された食事」です[6]。

2）身体活動・運動・ウォーキング

運動やウォーキングといった身体活動の習慣は，肥満，高血圧，心臓病，うつ病，認知症の予防になるだけでなく，がんになる危険性も減少させることが，多くの研究により明らかになっています[4]。運動を高齢になってから始めても，有効であることもわかっています。

高齢になって起こる肉体と精神の衰えは，多くの場合，年齢だけが原因ではなく，身体を使わないことが原因で起こる「廃用症候群」になるからです。世界の長寿者の多い地域では，日常生活で体を動かしていることが関係していると考えられています。

米国のペンシルバニア大学とハーバード大学の卒業生5万人以上を対象にした，健康と日常生活での活動レベルの関係を調べた研究によると，活動的である人ほど長寿であることが示されています[4]。

運動（1日30分程度のごく軽い運動）を行うと，糖尿病の予防になります。筋力を維持することは，一般に考えられている以上に，健康に役

立っているのです。酸素を消費する「有酸素運動」は，心肺器官の健康に役立ち，「有酸素運動力」は心肺機能の健康度を計る指標にもなっています。

　繰り返し圧力をかけると，骨は強くなります。圧力のかからない宇宙での無重力状態では，骨密度は低下します。重力に逆らって体を支える必要がなくなるからです。

　現代の文明の利器には，人が楽をするようにできているものが沢山あります。「楽をしたい」という人の欲望を満たすために動かないでいると，全身の細胞の活動が低下します。体は約40兆個の細胞から成り立っていますが，個々の細胞が元気であれば，体全体も元気になるのは当然のことです。

　ウォーキングを含む身体活動は，全身の血流を良くして，全身の細胞に酸素をはじめとして栄養を行き渡らせる効果があります。したがって，全身が細胞レベルで元気になります。狩猟採集民時代の私たちの祖先は，食物を求めて，車社会に生きている現代人とは比較にならないほどの距離を歩いていたと考えられます。

　その頃と私たちの身体の構造が余り変わっていませんので，身体活動があたかも現代人にとって「万能薬」であるかの如く，がん，高血圧，肥満，糖尿病，うつ病，認知症など多くの疾患の治療効果をもたらし，予防効果もあるという理由の一端が説明できるように思います。

3）心の持ち方

　心の持ち方としては，つながり・生きがい・生きる意味・笑い・感謝の心・ポジティブな考え方などが挙げられます。そのうちのいくつかを紹介します。

・人との「つながり」

　米国クリーブランドにあるケース・ウェスタン・リザーブ大学の研

究[4]では，狭心症の病歴のない1万人近くの既婚男性を調べたところ，高コレステロール値，高血圧，糖尿病，心電図の異常などの危険因子を高レベルで有する男性は，20倍以上の確率で，5年以内に狭心症を起こすことがわかっています。しかし，妻が愛情や支えを示してくれないと感じている人では，喫煙や年齢，高血圧，仕事上のストレスよりもはるかに強く，狭心症や潰瘍と関連していることが明らかになっています[4]。人との「つながり」に宿る回復力が，示唆されているのです。

　米国スタンフォード大学のデビッド・スピーゲルらによる，転移性乳がん患者のRCTによる研究結果が1989年に発表されています[9]。当初の研究目的は，心理的・社会的関与が乳がん患者の余命を延ばすという仮説を否定することでした。

　二つの群のどちらにも，化学療法，手術，放射線療法などの従来型の治療を行い，それに加えて，一方の群には，1年間だけ，毎週一回1時間半，集まって不安などを正直に話せる雰囲気のなかで話すように指示されたのです。グループへの参加ががんの進行に影響すると患者に信じさせたわけではありません。

　その結果，通常の治療を受けた群では，5年後には全員死亡していましたが，サポートを受けた群では平均して2倍長生きしていたのです[9]。

　食事や身体活動といったライフスタイルはもちろん大事ですが，それよりもより大きな力は人との「つながり」が持つ癒しの力と，それによってもたらされる精神的な変化であるとして，ディーン・オーニッシュは『愛は寿命をのばす』という書物を著しています[5]。

　現代医学は，身体的側面を重視しています。喫煙，食事，身体活動はいろいろな病気に影響します。しかし，禁煙し，運動し，食事を変えても，転移性の乳がん患者の余命が倍に延びることはありませんが，支援者たちや仲間との会合で，毎週人との親密な「つながり」が得られたと

き，余命は倍に延びたのです[5]。

・生きがい・生きる意味

　「生きがい」あるいは「人生の意味」を見いだすことは，とても重要なことです。人は自分がしていることに意味を見いだすことができれば，ストレスにも耐えられるものです。人生の意味を見いだせないことが心の不安定につながるという考えをもとに，患者が人生の意味を見いだせるように支援する「ロゴセラピー」という治療法があります。オーストリアの精神科医　ヴィクトール・フランクルが始めた治療法で，「ロゴ」は，ギリシャ語で「意味」を表します。近年日本では「生きがい療法」として紹介されることがあります。

　ユダヤ人のフランクルは，第二次世界大戦中に，ナチスの強制収容所に収容されました。終戦後に解放されましたが，一緒に収容された家族は別の収容所で亡くなりました。フランクルは強制収容所にいる間，もし解放されることがあれば収容所での壮絶な体験を後世に語り継ぐことに生きる意味を見いだして，過酷な生活に耐えました。

　強制収容所での体験は，終戦後『夜と霧』という著書にまとめられました。この本は，世界中で読まれ続けているベストセラーです。フランクルは収容される前にほぼ完成していたロゴセラピーの理論の正しさを，収容所での人々の過ごし方を観察して確認したと言われています[10]。

・笑い

　昔からわが国では「笑う門には，福来たる」と言われています。欧米にも「Laughter is the best medicine.(笑いは最良のクスリである)」という言葉があります。「笑い」が人の健康や幸せにプラスの影響をもたらすことは，文化の違いを超えて経験的に知られているのだと思います。

　医学研究でも近年，笑いに関する論文が増えています。寄席で笑うと糖尿病患者の血糖値が下がったり，免疫力が高まったりすることを示唆

するデータが報告されています。

　笑いそのものをテーマにした研究ではありませんが，人生を楽しんでいない人は楽しんでいる人にくらべて，心筋梗塞で死亡するリスクが1.9倍，脳出血や脳梗塞で死亡するリスクが1.8倍高いとの報告もあります。ストレスの多い現代社会のなかで，笑いは交感神経の緊張状態やストレスを和らげる作用があるのです。

　笑いが医学界で注目されるきっかけになった本に，米国のジャーナリストで，その後カリフォルニア大学ロサンゼルス校（UCLA）の教授になったノーマン・カズンズの著書『笑いと治癒力』があります[11]。カズンズは49歳の時に発熱と体の痛みで歩けなくなり，医師から膠原病と診断され，回復は500例に1例程度と告げられました。

　カズンズは死の恐怖を感じつつも，持ち前の前向きな性格を活かし，病気の原因の一つとされているストレスを解消すると良くなるのではないかと考え，独自に文献や治療例の記事を調べてみました。その結果，笑いが免疫力を高めることを知り，抗酸化作用のあるビタミンCの大量投与と同時に，喜劇映画などで笑いを絶やさない生活をしました。すると，大笑いを10分間した後に痛みが和らぎ，熟眠できることに気づきました。笑うことを毎日継続したところ，数週間後には歩けるようになり，数ヵ月後には職場に復帰でき，奇跡的に膠原病を克服しました[11]。

　カズンズは自分の体験から，医師も患者も薬を過信して，薬に依存する傾向がある現代医学は改善する必要があるのではないかと考えるようになりました。回復したのはビタミンCと笑いの効果がすべてとは捉えず，「生きたいという意志」（生命力，自然治癒力）が病気に勝った可能性を考えています。

　カズンズは，患者の心身の不調を理解して一緒に病気と闘う同志となる医師の存在や，患者と医師の間に生まれる信頼感が治療の役に立ったのではないかと指摘しています。このような考察を New England Journal of Medicine 誌上に発表し，当時の医学界に大きな波紋を投げかけました。

4）その他
・リズムのある生活：活動と休息（睡眠）

　私たち人間は，地球上に誕生した生物の仲間です。地球上の生物はすべて，地球の自転に応じて「活動期」と「休息期」という約 1 日（約 24 時間）を周期とする「日周リズム」（概日リズム）を有しています。

　したがって，心身の健康を維持するためには，活動と休息というメリハリのあるリズミカルな生活を行う必要があります。活動の後には，十分な休息を確保する生活が必要になるのです。

　心身の活動により生ずる種々の老廃物は，休息をとることにより除去されます。活動時に生じる種々の老廃物が体内の各臓器に蓄積しないようにするためには，休息は欠かせないのです。

　睡眠は休息の最たるものです。認知症をはじめとして種々の疾患の「予防や進行の抑制」に，十分な睡眠をとることは効果的です。リズムのある生活と，十分な睡眠を確保することは「自然治癒力」を高めることにもつながります。

・言葉と文字を使う生活

　私たち人間の祖先は，約 600〜700 万年前にサルと別れて，直立二足歩行をするようになりました。直立二足歩行をするようになった後，脳（特に大脳）が大きく発達した哺乳動物です。その結果，言葉を作り，言葉を使って仲間とコミュニケーションをするようになり，「こころ」を持つようになりました。

　「言葉と文字」を使うことができることは，人としての特徴です。この人としての特徴を大切にして，言葉と文字を使う生活は，脳だけでなく身体の健康にも役立ちます。言葉と文字を使う生活とは，話を「聞く」

「話す」「読む」「書く」「考える」という行為に費やす時間を大切にする生活のことです。「聞く」「話す」「読む」「書く」ことが言葉を使うのは当然ですが，「考える」際にも私たちは言葉を使っています。

　「言葉を使う生活」「言葉を大切にする生活」は，脳のニューラルネットワークを活発に働かせることになりますので，「認知症の予防」や「認知症の進行を遅らせる」ことにも役立つのだと思います。

・呼吸法

　古くから伝えられてきた健康法の中に，「呼吸法」があります。たとえば，ヨガの呼吸法のなかに，息を「フーッ」と長く吐きながらお腹をへこませていく「呼気（吐く息）」から始める呼吸法があります。体のなかの空気をすべて吐き出すのです。息を吐ききると，「吸気（吸う息）」は吸おうと努力しなくても，お腹をゆるめるだけで，自然に「スーッ」と空気が鼻から入ってきます。

　文化の違いを超えて，基本となる健康法としての呼吸法の特徴は，「息を吐ききる」という点にあります。自律神経の働きは呼吸と関係が深く，息を吐くと副交感神経系が優位に働きますので，呼気に集中することで，交感神経優位に偏りがちな自律神経のバランスが整うと考えられています。

　「吐く」呼吸法のなかでも，基本となるのは「丹田呼吸法」です。丹田呼吸法とは，お臍から指三本分ぐらい下に位置する「臍下丹田（さいかたんでん）」という場所を意識する呼吸法です。

　わが国には，伝統的に，腹を中心に考えてきた文化があります。臨済宗の中興の祖とされている白隠禅師の呼吸法は，足と腰に「気」を集めて温め，頭と上半身をすっきりさせて心身の不調を調整するという呼吸法です。これは丹田呼吸法を応用したものです。

　「丹田呼吸法」は，ストレス社会に生きる現代人の健康に役立ちます。平素から丹田呼吸法を身につけておくと，自分の臍下丹田を意識しやす

くなり，いざというときに「頭に血が上る」こともなくなり，ものごとへの対処のしかたが上手になります。

　カラオケで仲間と楽しく歌うのは，ストレスの発散になり，人とのつながりの面でも健康に役立つと思いますが，歌を歌う際の呼吸法を意識して観察してみると，呼気時に発声をして，発声の合間に，とくに意識することもなく吸気をしています。呼気を長くとり，吸気は短い，という健康に役立つ呼吸法にもつながっていることがわかります。人と話をする際にも，座禅を組む際にも，健康に役立つ呼吸法には相通ずるものがあるようです。

　薬物治療効果を確認するための臨床試験の場では，プラセボ投与群の改善率（つまり，プラセボ反応）をできるだけ低く抑えて，薬物の改善率とプラセボの改善率の差が大きくなるようにして，薬物の効果が検出されやすいようにしたいという希望が語られることがあります。しかし，個々の患者の治療を目的にした臨床の現場では，プラセボ反応を含む「N＋P」を高めることが望まれます。医療が目的としている個々の患者が受けることのできる恩恵を考えると，議論の余地がなく当然のことです。そして，N＋Pを高めると，使用薬物の減量に役立ちます。順調にいけば，服薬が不要になることもあるのです。

　現代の科学技術の進歩はめざましいものがあり，これまで不可能であったことが次々と可能になってきました。医療の世界でも同様です。しかし，私たちにとってもっとも大切なものが，計測して数量化できるとはかぎりません。数量化して臨床試験といった科学的手続きで証明できることは重要ですが，まだ数量化できていなかったり，臨床試験が行われていなかったりする重要な要因は沢山存在しています。すでに臨床試験によって有効性が実証された要因だけが，私たちにとってもっとも重要なことだともかぎりません。

　本章では，薬物治療効果を構造的に理解することにより見えてくる，

プラセボ反応を含む「非薬物要因の影響」（N＋P）を高めるストラテジーについてまとめてみました。

　本章で取り上げた要因のなかには，臨床試験により明らかになっているものもあります。示唆されている段階のものもあります。なかには，私の臨床経験から感じているだけのものも含まれています。その意味では，今後の研究課題として残されているものもあります。科学的に裏付けられた新しい医療情報は，時々刻々と新たに蓄積され，なかには書き換えられていくという時代のなかで私たちは生きています。

　現代医学は，身体的側面に注意が傾きがちですが，私たちは「心身一如」の存在です。「こころ（知情意）」の持ち方によって遺伝子のスイッチがオンになったりオフになったりすることが，近年，明らかにされつつあります。「エピジェネティクス」という魅力的な新しい学問領域です。

　「生きがい」や「生きる意味」，「笑い」「言葉と文字を使う生活」などを重要な要因として取りあげたのは，これらはいずれもN＋Pを高めるのに役立っていると感じるからです。N＋Pを高めることが，「自然治癒力」高めることに役立つのだと思います。

　「N＋P」を高めるストラテジーとして本章で記してきたことを，あえて単純化して表現すると，進化の歴史という大きなタイムスケールの中で「人の特徴」を理解したうえで，「人間らしく生きる」ことを大切にすることが，N＋Pを高めて，「自然治癒力」を高めることになるのだろうと思います。

　本書で取り上げたプラセボ反応は，多くの要因により規定されている現象であるため，長い間サイエンスの土俵に乗りにくいテーマであり続けてきました。しかし，プラセボ投与群の改善率の中身は，治療学の改善と今後の発展を考えるとき，「宝の山」という感じがします。

また，プラセボ反応の根底には，「ホメオスタシス（恒常性の維持）」という生命の本質となる現象があります。プラセボ反応の研究は，「こころ」を持つ人の「自然治癒力」の大きさ，凄さに触れるチャンスでもあります。今後のプラセボをめぐる研究の発展を祈念して，本書を閉じることとします。

プラセボの説明のしかた
―ランダム化比較試験で対照群にプラセボを使用する際の患者への説明―

　医薬品のランダム化比較試験（RCT）で対照群にプラセボを使用することは，被験薬の有効性を科学的に評価する際に必須となっています。しかし，臨床試験チームの一員として，被験薬ではなく，プラセボが当たるかもしれないことを患者へ説明する際には，説明のしかたに苦労をしておられる方も多いのではないでしょうか。本稿では，この問題について考えてみたいと思います。

　1989年に旧GCPが当時の厚生省（現：厚生労働省）から公表された同じ年に，私は大分医科大学（現：大分大学医学部）に臨床薬理学教授として赴任しました。「臨床薬理学」の学生講義の際に，治験のインフォームドコンセント[注]の実施のしかたについて学生から質問があったとき，「治験の種類と相手の理解度によって，ケースバイケースだよ」と答えざるを得ないことが，何度もありました。

　確かに「ケースバイケース」ではあるのですが，これでは教育にならないと感じるようになり，具体的ないくつかのケースを取りあげて，よりよい治験のインフォームドコンセントのあり方を医学生と一緒に考えるような授業をしたいと思うようになりました。そこで誕生したのが，「ロールプレイ法により学ぶ治験のインフォームドコンセント」と題する実習です。新GCPになる前の1990年代初め頃のお話しです。

[注]：わが国にこの言葉が欧米から入ってきた頃は，「インフォームド・コンセント」と「・」が入っていました。英語では「・」のところで別々の単語であることを示すために，「・」を単語の間に入れたものと思われます。しかし，この言葉が普及，定着するに伴い，「・」がなくなってきました（多少の混在はまだ残っていますが〜）。「プライマリー・ケア」や「ターミナル・ケア」なども同じような傾向にあります。したがって，本稿では「インフォームドコンセント」と表記することにします。

1. 「ロールプレイ法により学ぶ治験のインフォームドコンセント」と題する実習

　対象は5〜6年生の医学生です。当時，5〜6名の小グループで臨床各科を2週間ごとに廻るという教育カリキュラムになっていました。そこで，私たちの臨床薬理学講座に廻ってきた学生を対象にして，ロールプレイ法を採用した参加体験型の実習を組んだのです。幸いにして学生の反応も良好であったので，長年にわたって継続したカリキュラムの一つとなりました。

　学生同士で治験チームと患者チームを作り，前半と後半で各チームの役割を交代して2回行い，各学生が両方の役割を体験できるように配慮したプログラムです。患者チーム（患者とその家族）は，与えられた条件に合致する患者を自分たちで作成し，治験チーム（治験責任医師と治験分担医師）には，プラセボ対照群との二重盲検ランダム化比較試験の課題論文を事前に渡して，熟読したうえで，患者への説明文を作成して，実際に患者チームに30分間のセッション内に説明してもらうことにしました。

　治験チームから患者チームへの治験の説明が行われ，患者チームからの質問にも対応した後，患者チームの治験への参加の同意が得られても，得られなくても，決められた時間がくれば終了して，学生主体の感想と討論を行います。最後に担当教員からコメントを行い，同時に質疑応答を行って終了します。全体の終了後に，この実習に関する学生の感想を，質問紙により収集するというのが全体の流れです。

　患者の立場に立った感想や意見を，この実習に参加した学生が数多く語ることは，特記すべき点と言えます。医療者サイドに立って最善の方法は何か，といった発想でものごとを考える教育カリキュラムがほとんどと言ってよい現状のなかで，「ロールプレイ法により学ぶ治験のインフォームドコンセント」の実習は，患者の立場を疑似体験することがで

きるため，患者にとっての最善とは何か，という新しい視点が持てる点に特徴があります。

「ロールプレイ法により学ぶ治験のインフォームドコンセント」の実習については，日本臨床薬理学会年会（現在の学術集会）で報告しました。インフォームドコンセントの先進的取り組みとして，NHKの長期人気番組「クローズアップ現代」（1995年11月放映）が早速取り上げて放映し，その後，全国各地の大学に招待される機会が増え，主として医学部で，ときには薬学部の大学院コースでも本実習を行いました。

このような経験の蓄積があったので，1998年からわが国で本格的に始まったCRCの研修会においても，この実習を採用しました。その後，多くのCRC研修会における定番プログラムとなり，いまも広く使用されています。

医学教育で模擬患者（Simulated patient：SP）が必要になるとともに，模擬患者の養成を大分ではじめ，東京，岡山，長崎，山形でも模擬患者の育成のお手伝いをするようになりました。それに伴い，「模擬患者参画型の治験のインフォームドコンセントのロールプレイ法による学習」と題する実習にも取り組みました。

このような経験をするなかでいつも感じてきたことは，医学生だけでなく，医師やCRCであっても，一様に皆さんが苦労しているのが，ランダム化比較試験（RCT）で設定される対照群としての「プラセボ」投与の患者への説明のしかたでした。また，プラセボに関しては，医療者のあいだでも理解不足や誤解がかなり多いことも，しばしば見てきました。

2.　プラセボについて説明することの難しさ

治験の実施に際して実際に患者に説明をする機会の多いCRCが，プラセボ投与の説明についてどのように感じているかを調べたアンケート

調査結果があります（日本製薬工業協会 医薬品評価委員会 臨床評価部会）。少し前の話になりますが，第3回CRCと臨床試験のあり方を考える会議（2003年9月5日〜6日に開催）に参加した378名のCRCが回答した結果です。

　CRCの約2/3（65％）はプラセボ投与に関する説明を「難しい」と回答しており，「難しくない」と回答したCRCは約1/4（26％）にすぎませんでした。「難しい」と回答したCRCが「難しい」と感じる理由は，「被験者の立場に立ったデザインになっていないこと」（48％），「プラセボ群の設定が必要な理由が難しい」（27％），「プラセボそのものの説明が難しい」（18％），「その他」（7％）となっています。

　また，患者の反応からプラセボ群を含む治験の同意取得が「難しい」と感じる理由をCRCに尋ねてみると，「わかるが自分自身にとって不利益と考えている」（75％），「わかりにくそう」（17％），「その他」（8％）となっています。

　この回答から，説明する側と説明を受ける側の双方ともに，プラセボの説明の際に戸惑っている現状が見えてきます。どちらが先とは言えないのですが，説明する側が「難しい」と感じて説明に苦労していることが，説明を受ける側の患者にも伝わり，「わかりにくい」「わかるが不利益」と感じていることも多く，その患者側の様子が説明する側にも伝わり，説明する側はますます説明が難しくなる，という悪循環が生まれています。

　このように，プラセボの説明が難しいと感じているCRCが多いということはわかりましたが，CRCだけを対象にしたワークショップでも，医師とCRCが治験チームを組んで，模擬患者に説明するという設定をしたワークショップでも，プラセボの説明が難しいという状況は，変わりません。

　被験者を保護するという意味での試験デザインの工夫が不十分なケースもあります。しかし，医師やCRCにプラセボに関する基本的な知識

の理解不足や，なかには誤解が見受けられることもあります。

　とくに，模擬患者参画型ワークショップで，「プラセボでない方をもらいたいのですが…」(私が模擬患者に与えたミッションとしての質問) と模擬患者が説明者に対して発言した際に，説明の難しさが顕著に表われてきます。プラセボに関する模擬患者の発言 (または質問) にどのように対応するかによって，その場の雰囲気が変わってきます。説明のしかたを誤ると，その後の説明が「言い訳パターン」のようになってしまい，ドンドン深みにはまりこんでいくという感じになることがあるのです。その結果，両者の信頼関係が怪しくなりかねない場面が生まれてきます。

3. プラセボに関する医療者の理解度

　個人的な印象ですが，プラセボの使用に消極的な態度を示す医療者のなかには，「プラセボは無効である」との思い込みのある方がいるように思います。実際には，プラセボ投与群の改善率は，一般に考えられているよりもずっと高くて，ビーチャーの有名な「The powerful placebo」というタイトルの論文[1]では，プラセボ投与群の改善率は，平均して 35% でした。私の経験でも，高い値を示す点では同様です (第1章参照)。だからこそ，被験薬の有効性を科学的に評価するためには，プラセボ対照群との比較が必要になるのです。

　医薬品の有効性を科学的に評価する際に，なぜプラセボが必要になるかについては，本書の第3章，第4章で詳しく解説していますので，参照してください。対照群にプラセボを使用する際の基本的な考え方については第6章，プラセボを使用することにより患者ができるだけ不利益を受けないようなデザイン上の工夫については第7章でまとめていますので参照してください。

4. 被験者の治験内容の理解度：とくに「プラセボ」について

　治験に参加した被験者は，治験のインフォームドコンセントに際して，どの程度治験の内容を理解できているのでしょうか。

　かつてわが国の治験のあり方を改善することを目指して，「適正な治験の実施方法に関する研究」班（主任研究者：中野重行）を組織して，調査研究を行ったことがあります。新GCPになる前の1990年代中頃の旧GCP時代の治験です。このとき私が採用した調査方法はいまでも役立つかと思いますので，第9章でも触れましたが，あらためてここで紹介することにします（厚生科学研究「適正な治験の実施方法に関する研究」（主任研究者：中野重行）：日本の治験におけるインフォームドコンセントの実態：多施設二重盲検比較試験に被験者として参加した患者と担当医師のペアを対象にしたアンケート調査の結果．薬理と治療1997；25（9）：2223-2247）。

　わが国は，長年にわたって以心伝心を大切にする文化です。欧米のような文書による契約社会ではなかったため，文書同意というスタイルはなかなか馴染みがたいものでした。したがって，旧GCPの時代（1989～1997年）のわが国における治験のインフォームドコンセントは，口頭同意でも文書同意でもよいことになっていました。そのため，ほとんどの治験が口頭同意で進められていたのです。

　いまであれば，CRCが治験担当医師を支援して，丁寧に患者に説明するところですが，当時は治験担当医師が直接患者に治験の説明を行っていました。したがって，治験のインフォームドコンセントの行われる場における基本単位は，当該治験について説明をする治験担当医師と説明を受ける患者の二人で構成されるペア，ということになります。

　そこで，わが国の治験のインフォームドコンセントのあり方を改善するためには，治験のインフォームドコンセントの実施に際して生まれる治験担当医師と患者のペアを対象にして，双方の認識の一致点と不一致

点を明らかにすることが，すべての改善のスタート点になると考えました。

　医薬品の治験の実施に際して，旧GCP時代のわが国には，治験依頼者と治験担当医師（代表者は「治験総括医師」）の間に入って，中立的な立場で，治験が科学的にも倫理的にも円滑に実施できるように努めることが期待されているコントローラーという役割の人がいました。私も幅広い領域の医薬品の治験で，コントローラーの役割を務めていました。

　私がコントローラーを務めた治験のなかに，神経内科領域の難治性進行性疾患を対象にした几帳面な医師の多い治験チームがありました。治験薬は，すでに市販されている注射薬の新しく開発された長期作用製剤です。プラセボを対照群に使用するランダム化二重盲検比較試験（後期第II相試験）でした。口頭同意でも許されるという旧GCP時代に，文書同意取得率が97％に達したという当時としては最高レベルの質のよい治験でした。

　治験のインフォームドコンセントに関する調査研究を実施するためには，治験担当医師を代表する治験総括医師と世話人の医師たちだけでなく，治験依頼者サイドの協力が得られる必要があります。幸いにして，私の調査研究の目的と意義について，双方から理解と協力が得られたため，本調査研究は実現したものです。その後，他の疾患領域の治験でも，同様な調査研究を実施しようと再三トライしましたが，実現しませんでした。したがって，この調査研究の結果は，今でも貴重な資料になっています。

　この調査研究では，全国42施設の75名の医師が治験担当医師として参加していました。被験者として参加した患者と治験担当医師のペアは，168ペアできました。この168ペアを対象にして，治験のインフォームドコンセントの実態についてアンケート調査を実施しました（治験実施期間：1994.4〜1995.3，調査実施期間：1995.3-1995.6）。アンケートは，医師と患者から別々に，私のところに直接郵送にて回収しました。

被験者となった患者と治験担当医師のペアが成立した回答（80ペア，回収率48%）について解析を行いました。なお，治験のインフォームドコンセントに要した時間は，ほとんどのペアで30分以内でした。

その結果，治験担当医師が思ったほどには患者が理解できていなかったのは，以下のような項目でした。

「プラセボが当たるかも知れないということ」（**図1**），「プラセボの必要性」（**図2**），その他には，「ランダム化（無作為割付け）になっていること」「ランダム化（無作為割付け）の必要性」「二重盲検法が採用されていること」など，つまり，被験者となった患者の理解度がもっとも低かった項目が，プラセボに関する事項だったのです。

また，治験担当医師が説明するのが難しかったと回答した事項は，プラセボの使用とその意義（70%）がもっとも高く，治験とは何か（45%），二重盲検法の採用と必要性（38%），無作為割付けの採用と必要性（32%）でした。

逆に，「治験の概要」「治験への参加は自由意思によること」「質問は自由にできること」などについては，治験担当医師と患者の間で認識のギャップは，ほとんどありませんでした。

5. インフォームドコンセントについて

医療における「インフォームドコンセント」（Informed consent：IC）という言葉は，わが国の医学界では「説明と同意」と訳され，長年にわたって使用されてきました。日本医師会の日本語訳に従ったものと思われます。しかし，"informed"という単語は受け身型になっており，"consent"【同意（する），承諾（する）】を形容するかたちで使われています。したがって，「十分説明された（情報を与えられた）うえで同意（する）」という意味になります。

「説明と同意」という日本語訳には，医療者は患者に「説明」をして，

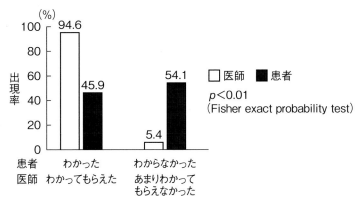

図1　プラセボに関する治験担当医師の説明と被験者になった患者の理解度の関係：プラセボが当たるかもしれないこと
回収された回答のなかで治験担当医師と患者のペアが成立した80組の解析結果

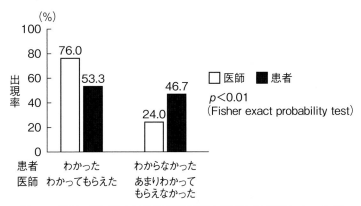

図2　プラセボに関する治験担当医師の説明と被験者になった患者の理解度の関係：プラセボの必要性
回収された回答のなかで治験担当医師と患者のペアが成立した80組の解析結果

165

そのうえで「同意」を得る，という主体が医療者サイドにあるというニュアンスが強く感じられます。このことは，治験の現場でも，CRC を含む治験チームのなかで，「IC を取った？」といった表現がしばしば使われていることにも反映されているように思います。「IC を取った？」という表現には，違和感を禁じ得ません。

インフォームドコンセントという行為の主体が，患者サイドにあるのか医療者サイドにあるのかという点は，とても重要です。インフォームドコンセントとは，医療者が患者に「説明」をして，「同意」を得るという意味での単なる「説明と同意」ということではなくて，患者が医療者から「十分に説明を受け，十分理解したうえで，患者が自分の意思で同意する」ということが重要なのです。その意味では，"Informed consent" は "Informed and well understood consent" でなければならないのだと思います。

患者サイドには「理解と選択」というよい言葉があります。そこでインフォームドコンセントの全体像を理解するためには，医療者サイドの「説明と同意」と患者サイドの「理解と選択」という，双方が自分のすべきこととして使用してきた両者の言葉を合わせて，理解するのがよいと思います。

インフォームドコンセントという行為の主体は患者サイドにありますので，患者が十分に「理解」したうえで「選択」をすることができるように，医療者はわかりやすい「説明」を十分に行うことが重要なのです。そして，患者がよく「理解」したうえで「被験者として治験に参加する」という「選択」が自分の意思でできたとき，治験の「同意」が得られた，ということになるのです（図 3）。

被験者として参加していただきたい患者に対して説明すべき事項としては，GCP や臨床研究法で規定されている項目は，当然必須となります。しかし，少し角度を変えてみると，(1) 患者の安全を守るために必要な事項，(2) 患者が知りたい事項・聞きたい事項，(3) 研究の科学性

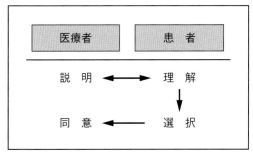

図 3　インフォームドコンセントのあり方

を確保するために被験者に守ってもらいたい事項，に分類して整理することもできます。

6. プラセボに関する説明を患者に対してする際の留意点

　説明する医療者が，プラセボのことを「効かない薬」と説明する場面を見かけることがあります。これは，二重の意味でミスリーディングとなります。第一は「効かない」という説明，第二は「薬」という表現です。「効かない薬」という説明は，説明を受ける側の正しい理解を妨げ，混乱させることになります。実際には，一般にプラセボ群でも程度の差はありますが改善が認められますので，被験薬の有効性を科学的に確認するために，プラセボ群との比較が必要になるのです。

　「効かない」という言葉を，「プラセボ投与に<u>起因する改善はない</u>」という意味で使う場合には，ある程度は科学的に正しい表現と言えます。しかし，「症状や病状が改善しない」という意味で使っているのであれば，正しくはない表現なのです。

　プラセボ群に当たった場合には，「症状や病状が改善しない」という理解不足または誤解に基づいた説明もしばしば見られます。そのためか，プラセボ群の設定されている治験では，説明者が「何か悪いことをして

いて，申し訳ない」といった雰囲気が漂ってくることがときにあるのです。

　プラセボについて説明する際に，「薬」という説明をすることは避ける必要があります。「薬」という説明は，有効性と安全性が確認されている化学物質と誤解されかねない表現なので，適切とは言えないのです。「錠剤」「カプセル」「注射液」などの表現を使うのが相応しいと思います。

　被験薬のために受ける恩恵の可能性から説明をはじめて，患者がその治験に期待感を抱いたところで，プラセボ投与群の話が出てくると，肩透かしを食らったような雰囲気になります。そこで，被験薬とプラセボに関する説明の順序はとても重要です。被験薬とプラセボはそれぞれ二分の一の確率で当たる，あるいは三分の一の確率で当たることは，手続きとして，早めに淡々と話しておくことが望ましい事項なのです。

7. ランダム化比較試験（RCT），とくにプラセボを患者に説明する場には，コミュニケーションのエッセンスが詰まっている

　ランダム化比較試験（RCT），とくにプラセボを患者に説明する場面には，コミュニケーションのエッセンスが沢山詰まっているように思います。患者が何を求めて来院して医療者である自分の前にいるのか，プラセボや治験について何を不安に思っているのか，何をもっと知りたいと思っているのか，などについて早めに理解する必要があります。

　そのためには，患者の話に耳を傾ける姿勢が重要となります。これを「傾聴」といいます。積極的に聴く姿勢（Active listening）が求められるのです。その際に，患者の心に浮かんでいる「イメージ」を大切にしたいと思います。たとえば，「プラセボ」の説明がわかりにくいような場合には，患者の心に浮かんでいるプラセボのイメージを聴いてみてください。そのうえで，医療者の持っているイメージを説明しながら，お互い

のイメージを近づけていく，という感じで進めていきたいと思います。

　そして，患者の心に生ずる情動の動きにも「共感」する姿勢が必要です。患者は医療者である自分とは別の人格ですので，完全に理解したり，共感したりすることは難しいかもしれませんが，理解しようという姿勢と共感しようとする姿勢が重要なのです。

　医療者として，図を交えたりしながら，わかりやすく説明するだけでなく，患者の話を聴く時間をとりながら，できるだけ対話になるように配慮できるだけの「心のゆとり」は，よき信頼関係を築く際にとても重要です。

　治験のインフォームドコンセントは，患者に十分に説明したうえでの，被験者として治験に参加する患者の「意思確認」をする手続きなのですが，同時に，医療者と患者の間のよきパートナーシップを作るための場でもあります。

　医療のなかでは，何よりも「医療者と患者の信頼関係」が重要です。良き信頼関係の基盤の上に立ってはじめて，治療や臨床試験は成功するものです。治験の意義とプラセボの必要性に関するわかりやすい説明は，必ず必要です。わが国でこの薬を臨床で一日も早く使えるようにするためには，厚生労働省で承認してもらう必要があること，そのための手続きとして治験の段階が必須であること，などを患者の理解度に合わせて，わかりやすく説明することが大切です。

　個々の患者の理解度や特徴に応じてわかりやすい説明を心がける必要があります。決して教科書的な，あるいはマニュアル的な，画一的な説明にならないように留意して，よきパートナーシップの形成を心がけたいものです。

文　献

1章　プラセボ投与時に見られる改善率
1) Beecher HK. The powerful placebo. JAMA 1955；159：1602-6.
2) 中野重行．臨床薬理学の温故知新：臨床薬理研究会発足から 40 年目を記念して．臨床薬理 2010；41（5）：223-31.
3) 中野重行．プラセボ（placebo）反応．In：日本臨床薬理学会編．臨床薬理学（初版）．医学書院；1996．p.85-8.
4) 中野重行．臨床薬理学の基本的な考え方：臨床薬理学の概念と定義．In：日本臨床薬理学会編．臨床薬理学（第 3 版）．医学書院；2011．p.2-15.

2章　プラセボ投与時に見られる有害事象または副作用
1) 日本リウマチ協会薬効検定委員会．慢性関節リウマチ，骨関節炎におけるインドメサシンの薬効検定：多施設二重盲検法による検討．日本医師会雑誌 1968；59：783-92.
2) 五島雄一郎，中川昌一，後藤由夫，細谷憲政，折茂肇，池田義雄ほか．インスリン非依存型糖尿病（NIDDM）に対する BAY g 5421（Acarbose）の臨床的有用性：Placebo を対照とした二重盲検比較試験による検討．医学のあゆみ 1989；149：591-618.
3) 中野重行．プラセボ（placebo）反応．In：日本臨床薬理学会（編集）．臨床薬理学．医学書院；1996．p.85-8.
4) 中野重行．臨床薬理学の基本的な考え方：臨床薬理学の概念と定義．In：日本臨床薬理学会（編集）．臨床薬理学（第 3 版）．医学書院；2011．p.2-15.

3章　プラセボ効果（反応）の構造的理解
1) 中野重行．プラセボ（placebo）反応．In：日本臨床薬理学会（編集）．臨床薬理学．医学書院；1996．p.85-8.
2) 中野重行．臨床薬理学の基本的な考え方：臨床薬理学の概念と定義．In：日本臨床薬理学会（編集）．臨床薬理学（第 3 版）．医学書院；2011．p.2-15.
3) 中野重行．臨床薬効評価：Placebo をめぐる諸問題のポイント．臨床薬理 1995；26（2）：611-5.
4) 中野重行．プラセボ反応とこれからの臨床試験のあり方を考える．Ther Res 1998；19（9）：2855-62.
5) 中野重行．わが国における創薬・育薬と EBM：プラセボ対照試験の必要性．Ther Res 2000；21（12）：2725-31.

4章　医薬品の臨床試験におけるプラセボの誕生とプラセボ対照群の必要性
1) 中野重行．臨床試験の歴史．In：臨床試験を適正に行える医師養成のための協議会編．臨床試験ベーシックナビ．医学書院；2012．p.103-6.
2) 中野重行．薬物治療の臨床効果に及ぼす非薬物要因の影響：プラセボ効果とそのメカニズムを含む．薬局 2012；63（12）：3411-23.
3) Cobb LA. Evaluation of internal artery ligation by double blind technique. N Engl J Med 1959；260：1115-8.

4) Bernard C. An introduction to the study of experimental medicine. New York：Macmillan；1927.

5) Fisher RA. Statistical methods for research workers. Edinburgh：Oliver and Boyd；1926.

6) Fisher RA. The design of experiments. London：Oliver and Boyd；1935.

7) Medical Research Council. Streptmycin treatment of pulmonary tuberculosis. Br Med J 1948；2：769-82.

8) Rivers WHR. The influence of alcohol and other drugs in fatigue. London：Arnold；1908.

9) Gold H, Kwit NT, Otto H. The xanthines（theobromine and aminophylline）in the treatment of cardiac pain. JAMA 1937；108：2173-9.

10) Shapiro AK, Shapiro E. The powerful placebo：from ancient priest to modern physician. The Johns Hopkins University Press；1997.［赤居正美，滝川一興，藤谷順子 訳．パワフル・プラセボ：古代の祈祷師から現代の医師まで．協同医書出版社；2003.］

5章 プラセボ効果 （反応） に関与する要因

1) Rickels K（Ed）. Non-specific factors in drug therapy. Springfield, Illinois, USA：Charles C. Thomas Publisher；1968.

2) 中野重行．プラセボ（placebo）反応．In：日本臨床薬理学会（編集）．臨床薬理学（初版）．医学書院；1996．p.85-8.

3) 中野重行．臨床薬理学の基本的な考え方：臨床薬理学の概念と定義．In：日本臨床薬理学会（編集）．臨床薬理学（第3版）．医学書院；2011．p.2-15.

4) Spiegel D, Bloom JR, Kraemer HC, Gottheil E. Effect of psychosocial treatment on survival of patients with metastatic breast cancer. Lancet 1989；2（8668）：888-91.

5) 中野重行，田中正敏，小川暢也，河津雄介，大里栄子．Placebo response に関する実験的研究：性格特性ならびに教示法との関連を中心として．精身医 1972；12（3）：186-92.

6) 中野重行，菅原英世，坂本真佐哉，小関哲郎，上村尚人，丹生聖治ほか．心身症患者におけるプラセボ効果に関与する要因：医師患者関係，治療意欲および薬物治療に対する期待度．臨床薬理 1999；30：1-7.

7) Gracely RH, Dubner R, Deeter WR, Wolskee PJ. Clinicians' expectations influence placebo analgesia. Lancet 1985；1（8419）：43.

8) Waber RL, Shiv B, Carmon Z, Ariely D. Commercial features of placebo and therapeutic efficacy. JAMA 2008；299（9）：1016-7.

9) Price DD, Milling LS, Kirsch I, Duff A, Montgomery GH, Nicholls SS. An analysis of factors that contribute to the magnitude of placebo analgesia in an experimental paradigm. Pain 1999；83（2）：147-56.

10) Voudouris NJ, Peck CL, Coleman G. The role of conditioning and verbal expectancy in the placebo response. Pain 1990；43（1）：121-8.

11) Nishikawa H, Nakamura K, Nakano S. Adequate information to patients on lorazepam and its expected actions enhances the antianxiety effect of this drug during dental treatment. Jpn J Clin Pharmacol Ther 2005；36（2）：89-100.

6章 対照群にプラセボを使用する際の基本的な考え方

1) 中野重行, 安原一. Placebo の意義と問題点（座長まとめ）, 臨床薬理 1993;24（1）: 355-60.
2) 中野重行. プラセボ（placebo）反応. In：日本臨床薬理学会編. 臨床薬理学（初版）. 医学書院；1996. p.85-8.
3) 中野重行. 臨床薬理学の基本的な考え方：臨床薬理学の概念と定義. 日本臨床薬理学会編. 臨床薬理学（第 3 版）. 医学書院；2011. p.2-15.
4) 中野重行. わが国における創薬・育薬と EBM：プラセボ対照試験の必要性. Ther Res 2000；21（12）：2725-31.

7章 プラセボ対照群を使用する臨床試験を実施する際の工夫と留意点

1) 中野重行. プラセボ（placebo）反応. In：日本臨床薬理学会編. 臨床薬理学（初版）. 医学書院；1996. p.85-8.
2) 中野重行. 臨床薬理学の基本的な考え方：臨床薬理学の概念と定義. 日本臨床薬理学会編：臨床薬理学（第 3 版）. 医学書院；2011. p.2-15.

8章 プラセボ対照二重盲検比較試験における盲検性の水準とその確保

1) Nakano S, Gillespie HK, Hollister LE. Propranolol in experimentally induced stress. Psychopharmacology 1978；59：279-84.
2) Nakano S, Ogawa N, Kawazu Y, Osato E. Effects of antianxiety drug and personality on stress-inducing psychomotor performance test. J Clin Pharmacol 1978；18（2 & 3）: 125-30.
3) Nakano S, Gillespie HK, Hollister LE. A model for evaluation of antianxiety drugs with the use of experimentally induced stress. comparison of nabilone and diazepam. Clin Pharmacol Ther 1978；23（1）：54-62.
4) Nakano S, Hollister LE. Early clinical testing of antianxiety drugs：an experimental model. Prog Neuropsychopharmacol 1978；2：101-8.
5) 中野重行. 臨床薬理学　薬物療法の考え方 12　臨床薬効評価の問題点. Medicina 1982；19（7）：1301-8.
6) 五島雄一郎, 中川昌一, 後藤由夫, 細谷憲政, 折茂肇, 池田義雄ほか. インスリン非依存型糖尿病（NIDDM）に対する BAY g 5421（Acarbose）の臨床的有用性： placebo を対照とした二重盲検比較試験による検討. 医学のあゆみ 1989；149（7）： 591-618.

9章 プラセボの使用に関する倫理的ジレンマとそれを乗り越える試み

1) Fox J. A new medical dictionary. London：Darton and Harvey；1803.
2) Cabot RC. Social service and the art of healing. New York：Moffat, Yard；1915.
3) Shapiro AK, Shapiro E. The powerful placebo：from ancient priest to modern physician. The Johns Hopkins University Press, 1997.
4) Gold H, Kwit NT, Otto, H. The xanthines（theobromine and aminophylline）in the treatment of cardiac pain. JAMA 1937；108：2173-9.
5) Medical Research Council. Streptomycin treatment of pulmonary tuberculosis. BMJ 1948；2：769-82.

6) Beecher HK. The powerful placebo. JAMA 1955；159：1602-6.
7) Beecher HK. Ethics and clinical research. N Engl J Med 1966；274：1354-60.
8) Jones J. Bad blood：the Tuskegee syphilis experiment. New York：1981.
9) 厚生科学研究（平成 6 年〜 8 年）適正な治験の実施方法に関する研究班（主任研究
者：中野重行）．日本の治験におけるインフォームド・コンセントの実態：多施設
二重盲検比較試験に被験者として参加した患者と担当医師のペアを対象にしたアン
ケート調査の結果．薬理と治療 1997；25（9）：2223-47.
10) Bok S. The ethics of giving placebos. Sci Am 1974；231：17-23.
11) 中野重行．治験に参加する被験者のメリット：今後真剣に追求すべきこと．薬理と
治療 1995；23（5）：1085-93.

10 章 プラセボ反応 （効果） の治療における意義
1) 中野重行．プラセボ効果．In：日本心療内科学会監修．心療内科実践ハンドブック：
症例に学ぶ用語集．マイライフ社；2009．p.180-1.

11 章 薬物治療の効果を高めるためのストラテジー （1）
1) アンドルー・ワイル．人はなぜ治るのか．上野圭一訳．日本教文社；1993．（Andrew
Weil. Health and Healing. Boston：Houghton Mifflin Company, 1988.）
2) 中野重行．臨床薬理学の温故知新：臨床薬理研究会発足から 40 年目を記念して．
臨床薬理 2010；41（5）：223-31.
3) 中野重行．薬物治療効果の構造的理解（前編）：薬効（D）・プラセボ効果（P）・自
然変動（N）．週刊医学界新聞 第 3200 号，2016 年 11 月 21 日発行.
4) Rickels K（Ed）. Non-specific factors in drug therapy. Springfield, Illinois, USA：
Charles C. Thomas Publisher；1968.
5) 中野重行．薬物治療効果の構造的理解（後編）：「食事・運動・心の持ち方」の大切
さを患者に伝えるには．週刊医学界新聞 第 3204 号，2016 年 12 月 19 日発行.

12 章 薬物治療の効果を高めるためのストラテジー（2）
1) 中野重行．薬物治療効果の構造的理解（前編）：薬効（D）・プラセボ効果（P）・自
然変動（N）．週刊 医学界新聞 3200 号，2016 年 11 月 21 日発行.
2) 中野重行．薬物治療効果の構造的理解（後編）：薬効（D）・プラセボ効果（P）・自
然変動（N）．週刊 医学界新聞 3204 号，2016 年 12 月 19 日発行.
3) ダヴィド・S・シュレベール．がんに効く生活：克服した医師の自分でできる「統
合医療」．渡邊昌監訳，山本知子訳．NHK 出版；2009.
（Schreiber DS. Anticancer：a new way of life. 2007）
4) ジョン・ロビンズ．100 歳まで元気に生きる！：科学的に証明された長寿の秘訣.
高橋則明訳．アスペクト；2006.
（Robbins J. Healthy at 100：the scientifically proven secrets of the world's healthiest-
lived peoples. Random House；2006.）
5) ディーン・オーニッシュ．愛は寿命を延ばす：からだを癒すラブ・パワーの実証的
研究．吉田利子訳．光文社；1999.
（Ornish D. Love & Survival：the scientific basis for the healing power of intimacy.
New York：International Creative Management；1999.）

ほにちほに

6) T・コリン・キャンベル，トーマス・M・キャンベル．葬られた「第二のマクガバン報告」（上）「動物タンパク神話」の崩壊とチャイナ・プロジェクト．松田麻美子訳．グスコー出版；2009.
7) T・コリン・キャンベル，トーマス・M・キャンベル．葬られた「第二のマクガバン報告」（中）あらゆる生活習慣病を改善する「人間と食の原則」．松田麻美子訳．グスコー出版；2010.
8) T・コリン・キャンベル，トーマス・M・キャンベル．葬られた「第二のマクガバン報告」（下）政界・医学界・食品医薬品業界が犯した「情報黙殺」の大罪．松田麻美子訳．グスコー出版；2011.
(Campbell TC, Campbell TM. The China Study：the most comprehensive study of nutrition ever conducted and the startling implications for diet, weight loss, and long-term health. Dalas, Texas：Benbella Books；2006.)
9) Spiegel D, et al. Effect of psychosocial treatment on survival of patients with metastatic breast cancer. Lancet 1989；2（8673）：888-91.
10) V. E. フランクル．意味による癒し：ロゴセラピー入門．山田邦男監訳．春秋社；2004.
11) ノーマン・カズンズ．笑いと治癒力．松田銑訳．岩波書店；1996.

参考資料
1) アンドルー・ワイル．人はなぜ治るのか．上野圭一訳．日本教文社；1993.（Weil A. Health and healing. Boston：Houghton Mifflin Company；1988.）
2) 上野圭一．わたしが治る12の力：自然治癒力を主治医にする．学陽書房；2005.
3) 白澤卓二．100歳まで元気に生きる食べ方：頭と体を若くする「スーパー長寿食」．三笠書房；2007.
4) 高柳和江．笑いの医力．西村書店；2008.
5) ジョン・アーデン．ブレイン・バイブル．田畑あや子訳．アルファポリス；2015.
(Arden J. The Brain bible：how to stay vital, productive, and happy for a lifetime. Columbus（OH）：McGraw-Hill Education；2014.)

補遺　プラセボの説明のしかた
1) Beecher HR. The powerful placebo. JAMA 1955；159：1602-6.

索　引

初出

著者略歴

中野 重行 （なかの しげゆき）

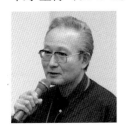

大分大学名誉教授，臨床試験支援財団理事長。

専門は臨床薬理学，心身医学，医療コミュニケーション。医学博士。岡山大学医学部卒
（1965 年）。岡山大学医学部第一内科，九州大学医学部心療内科（大学院生），九州大
学薬学部薬理学（研究生），岡山大学医学部脳研（講師），愛媛大学医学部薬理学（助
教授）を経て，スタンフォード大学医学部臨床薬理学部門に留学。大分医科大学（現：
大分大学医学部）臨床薬理学教授，大分大学医学部附属病院長，大分大学学長補佐，
国際医療福祉大学大学院教授（創薬育薬医療分野長），大分大学医学部創薬育薬医療
コミュニケーション講座客員教授などを歴任。日本臨床薬理学会名誉会員（元理事長）・
専門医・指導医，日本臨床精神神経薬理学会名誉会員（元会長），日本心身医学会功
労会員・認定医・指導医，日本内科学会認定医。第 1 回昭和上條医療賞を受賞(2014 年)。
2019 年秋の叙勲（瑞宝中綬章）を受ける。近著に『医の「こころ」を磨く～点から線へ，
線から面へ～』（南山堂），『これからのクスリとのつき合い方と薬の育て方』，『コミュニ
ケーションは「やわらかな 1.5 人称」』，『「いのち」には，長さだけでなく，大きさと重さ
がある』（いずれもメディカル・パブリケーションズ）などがある。

中野重行 ONLINE（http://www.apmc.jp/）

プラセボ学

プラセボから見えてくる治療の本質

2020 年 3 月 26 日発行

著　者　中野 重行

発行者　須永 光美

発行所　ライフサイエンス出版株式会社
　　　　〒105-0014　東京都港区芝 3-5-2
　　　　TEL 03-6275-1522　FAX 03-6275-1527
　　　　http://www.lifescience.co.jp/

印刷所　三報社印刷株式会社

Printed in Japan
ISBN 978-4-89775-407-9 C3047
© Shigeyuki Nakano 2020